Katja Kulin

Laufen? Aber natürlich!

Alles über Barefoot Running
barfuß und in Minimalschuhen

fidibus Verlag

Bildnachweis:

Coverbild: Maridav, www.fotolia.de
Innen:
S. 13, 89: Katrin Lambrette
S. 27: Martl Jung
S. 65: Nadine Horn
S. 77: Katja Kulin
S. 97: Eduard Soeffker
S. 109, 154: Jesko Kohlstedt
S. 137: Katja Kulin
S. 153: Tamara Gerken

Umschlaggestaltung: Ulrike Niebuhr

Katja Kulin
Laufen? Aber natürlich!
Alles über Barefoot Running barfuß und in Minimalschuhen
ISBN-10: 3943411206
ISBN-13: 978-3943411201
1. Auflage 2013

Druck: www.SOL-Service.de

fidibus Verlag Christine Trompka
www.fidibus-verlag.de

Buchbestellung Tel.: 08252/881480
info@fidibus-verlag.de

Inhaltsverzeichnis

Teil 3 Anhang

Ein Ruck geht durch die Laufwelt – Vorwort von Jason Robillard

Die Barefoot-Running-Bewegung ist seit 2005 einen weiten Weg gegangen. Was als ein von wenigen praktiziertes, außergewöhnliches Hobby begann, entwickelte sich zu einer bedeutenden Bewegung, die schließlich die gesamte Laufindustrie prägte. Hunderttausende von Läufern haben seitdem die Vorteile des natürlich Laufens, das sie das Barefoot Running lehrte, entdeckt. Menschen, die wegen zurückliegender Verletzungen keinen Laufsport mehr betreiben konnten, fanden heraus, dass es doch noch geht. Freizeitläufer konnten den Genussfaktor ihres Trainings erhöhen. Profiläufer konnten schneller und länger laufen als je zuvor. Barefoot Running hat die Art, wie wir über das Laufen denken, verändert.

In den frühen Tagen gab es nur einige wenige, zufällig zusammengewürfelte Fremde, die auf der ganzen Welt verteilt waren. Unser Versammlungsort war das Internet. Wir tauschten Erfahrungen und Ideen aus und verfeinerten dabei unsere Methoden. Ein paar von uns entwickelten Webseiten, um dort Gedanken zu teilen und Erfolge zu dokumentieren. Einige wenige Leute, so wie Ken Bob Saxton, Rick Roeber und Ted MacDonald, versuchten unermüdlich, Barefoot Running einer gleichgültigen Läufer-Community näherzubringen. Zuerst zeigten wir, dass Barefoot Running *möglich* war, später bewiesen wir, dass es Läufern signifikante Vorteile bringt.

Während dieser Zeit bestand mein Hauptinteresse darin zu erlernen, wie man Ultra-Marathons bewältigt. Barefoot Running war einfach Mittel zum Zweck, es erlaubte mir längeres und schnelleres Laufen und brachte mir die Erfahrung von weniger Verletzungen. Ich hatte keine Ahnung, dass dieser anscheinend so unerhebliche Teil meiner Lauferfahrungen schon bald „explodieren" und den größten Ruck durch die Laufwelt seit der Jogging-Revolution der 70er Jahre gehen lassen würde.

2009 wurde *Born to Run* von Christopher McDougall veröffentlich, das den Samen des Barefoot Running auch in die Köpfe derjenigen Läufer pflanzte, die diese zunächst gegen die eigene Intuition stehende Technik andernfalls ignoriert hätten. Die Nachfrage nach Informationen zum Thema schnellte in die Höhe. Von Beruf Lehrer, wurde mir bald die Aufgabe zuteil, als Laufcoach zu fungieren. Andere Läufer wollten wissen, wie und warum Barefoot Running mir geholfen hat, 100-Meilen-Läufe zu bestehen.

Ich begann, in einem rasenden Tempo zu schreiben. Mein erstes Projekt war der Blog der *Barefoot Running University*. Ein paar von uns Enthusiasten schlossen sich zusammen und gründeten die *Barefoot Runners Society*, die sich seitdem weltweit verbreitet hat. Außerdem schrieb ich ein Buch (treffend betitelt mit *The Barefoot Running Book*) und diverse Artikel für Magazine.

Um 2010 herum erregten wir die Aufmerksamkeit der Laufschuhindustrie. Einige Hersteller wie Vibram® oder Nike® hatten schon begonnen, Minimalschuhe zu produzieren. Andere Firmen zogen nach. Sie erkannten bald, dass diese neuen Schuhe eine Veränderung des Laufstils erforderten, und daher suchten sie ausgerechnet die Hilfe von den auf den ersten Blick unpassendsten Leuten – Barfußläufern.

Ich fing an, bei verschiedenen Firmen als inoffizieller Berater zu arbeiten, was letztlich zu einem Vertrag mit dem Outdoor-Unternehmen Merrell führte. Als ihr Barfuß-Coach half ich dabei, Informationsmaterial und Anleitungsvideos zu entwickeln. Schließlich hielt ich auch Kurse ab. Sie waren so erfolgreich, dass meine Frau und ich unsere Stellen als Lehrer aufgaben, um Vollzeit mit einem Wohnmobil auf Tour zu gehen. Zwei Jahre lang reisten wir durch die Vereinigten Staaten und machten gelegentlich auch internationale Stopps in Deutschland, der Schweiz, Argentinien und Chile. Während dieser Zeit haben wir Tausenden von Läufern geholfen, die Vorteile von Barefoot Running zu erfahren.

Langsam, aber sicher breiteten sich die Ideale des natürlichen Laufens auf der ganzen Welt aus. Mein Buch wurde schließlich auf Portugiesisch und Mandarin übersetzt, aber es gab auch offensichtlichen Bedarf an Material in anderen Sprachen. Katja Kulins Buch ist eine wertvolle Ressource, weil es die Ideale des Barefoot Runnings auch den deutschsprachigen Läufern näherbringt.

Dieses Buch wird nicht nur Läufern, sondern jedem helfen, der lernen möchte, sich besser und gesünder zu bewegen. Barfüßigkeit kann Haltung, Gleichgewicht und Bewegungseffizienz dramatisch verbessern. Egal, was für athletische Bestrebungen Sie verfolgen, was Sie aus diesem Buch lernen, wird Ihre Leistung verbessern und Ihnen bei Ihren Aktivitäten mehr Freude bringen. Sie sind dabei, sich auf eine wunderbare Reise einzulassen; genießen Sie es!

Jason Robillard, Barfuß-Ultraläufer, Coach und Barefoot Running Pionier

www.jasonrobillard.com
www.barefootrunninguniversity.com

Einleitende Worte – Was dieses Buch will

In den letzten dreißig Jahren war kaum eine andere Frage im Laufsport so präsent wie die, welcher Schuh für welchen Läufer der richtige ist. Vor nicht allzu langer Zeit gab die Barefoot-Running-Bewegung eine provokante Antwort darauf: Die beste Lösung ist gar kein Schuh.

Was war geschehen? Dank diverser Studien waren einige Wissenschaftler und Laufsportler zu dem Schluss gekommen, dass auch der moderne Läufer am besten so unterwegs sein sollte wie seine Vorfahren. Die Gründe dafür sind nachvollziehbar, wenn man die evolutionären und anatomischen Voraussetzungen des Homo Sapiens betrachtet. Unterstützend für die Trendwende war zudem, dass die ständig weiterentwickelten dämpfenden und stützenden High-Tech-Schuhe ihr Ziel, die Verletzungsraten zu senken, zu keinem Zeitpunkt erreichen konnten. Zahlreichen Berichten von Läufern mit immer wiederkehrenden Beschwerden war im Gegenzug zu entnehmen, dass das Weglassen von gedämpften Schuhen beziehungsweise die Umstellung des Laufstils ihnen endlich Linderung brachte.

Inzwischen ist Barefoot Running, das man anfangs noch für einen kurzlebigen Trend hielt, ein wichtiger Teil des Laufsports geworden. Auch die Schuhindustrie hat längst reagiert; nahezu jede etablierte Marke hat bereits diverse minimale Modelle entwickelt, um den Läufern wieder ein der Anatomie entsprechendes Laufen zu ermöglichen. Reine Minimalschuhersteller haben ebenfalls erfolgreich auf dem Markt Einzug gehalten.

Doch auch kritische Stimmen sind von Beginn an laut geworden. Lange Strecken auf den modernen Straßenbelägen wie Asphalt und Pflaster zurückzulegen, könne in ungedämpften Schuhen nur schaden, so die Argumentation einiger Mediziner und Läufer. Ob dieses und andere schnelle Urteile so haltbar sind, damit will sich dieses Buch unter anderem auseinandersetzen.

Ein weiteres oft angemerktes Argument gegen eine Rückkehr zum Laufstil unserer Vorfahren ist, dass der moderne, in einer Industrienation lebende Mensch, der so viel Zeit sitzend und stets übermäßig schuhbehütet verbringt, nicht ohne Weiteres mit seinen nacktsohligen Ahnen vergleichbar sei. Und wenn ein Tarahumara-Indianer sein ganzes Leben lang extreme Langstrecken in Sandalen zurücklegt oder ein afrikanischer Läufer aufgrund von Armut von Kindesbeinen an nur barfuß trainiert hat, sei das etwas anderes, als wenn ein Freizeitläufer, der vielleicht sogar in der Wohnung noch Hausschuhe trägt, plötzlich nur auf seinen baren Fuß setze.

Hier kann und darf man in der Tat nicht widersprechen. Der Durchschnittsläufer bringt tatsächlich erst einmal einfach nicht die muskulären und sonstigen Voraussetzungen mit, die es ihm ermöglichen könnten, sein aktuelles Laufpensum von heute auf morgen unbeschuht zu bestreiten. Wer das versucht, wird nicht Beschwerdefreiheit erreichen, sondern neue Überlastungsverletzungen riskieren. Grund dafür ist der häufigste Fehler im Sport überhaupt, der auch vor Barefoot Running nicht haltmacht: zu schnell zu viel zu wollen.

Darum ist es ein Anliegen dieses Buchs, denjenigen Lesern, die verstärkt Barfußeinheiten in ihr Training einbauen möchten oder ihren Laufstil komplett umstellen wollen, einen Leitfaden an die Hand zu geben, mit dem sich dies auf langsame und effektive Weise gestalten lässt, so dass die Freude am Barefoot Running ungetrübt bleibt.

Um im Dschungel widersprüchlicher Meinungen und Forschungsergebnisse zu verstehen, warum ein natürlicher Laufstil letztlich nur von Nutzen sein kann, ist es wichtig, rundum informiert zu sein. Daher behandelt der erste Teil von *Laufen? Aber natürlich!* die geschichtlichen, evolutionären, anatomischen und wissenschaftlichen Hintergründe rund ums Thema. Zudem werden aktuelle kontroverse Studien untersucht und auch Experten kommen mit ihren teils divergierenden Meinungen zu Wort, um das Bild abzurunden.

Wer danach für sich zu dem Schluss kommt, es mit Barfuß-Einheiten oder einer Laufstilumstellung versuchen zu wollen, der erhält im zweiten Teil des Buchs zahlreiche Tipps und Empfehlungen, mit denen sich das Training so gestalten lässt, dass eine Überbelastung möglichst unwahrscheinlich wird. Wichtig dabei ist es jedoch, nicht aus den Augen zu verlieren, dass die Konstitution eines jeden unterschiedlich ist, so dass es grundsätzlich keine allgemeingültigen Empfehlungen geben kann. Daher kann und will weder dieses noch ein anderes Buch medizinischen Rat ersetzen, den man vorsorglich immer beim Fachmann seines Vertrauens einholen sollte.

Die Berichte einiger Läufer und Läuferinnen, die von ihren Erfahrungen mit Barefoot Running erzählen, spiegeln die persönliche Meinung der Personen wider und sind ebenfalls nicht verallgemeinerbar.

Hat man die Barfuß-Lauftechnik unbeschuht erlernt, ist es für viele Läufer aufgrund der Gegebenheiten in ihrer Umgebung naheliegend, zum Schutz der Fußsohlen auf Minimalschuhe auszuweichen. Um dem Leser einen groben Überblick über die Vielzahl an Modellen zu geben, werden verschiedene ausgewählte, je nach Bedürfnis mehr oder weniger minimale Schuhe mit ihren Besonderheiten vorgestellt.

Für diejenigen, die schließlich den Spaß am Barefoot Running entdeckt haben und ihn mit anderen teilen möchten, folgen zuletzt Informationen zu Webseiten und Veranstaltungen, auf denen ein Erfahrungsaustausch mit Gleichgesinnten möglich ist.

Im dritten Teil finden sich zudem das Literaturverzeichnis sowie zahlreiche weitere Quellen, mit deren Hilfe Interessierte weiter in die Materie einsteigen können.

Abschließend sei gesagt: Barefoot Running *kann* Ihnen helfen, ganz neue Lauf- und Selbsterfahrungen zu machen, bestimmte Verletzungen zu vermeiden und wieder mehr Freude am Laufen zu finden – es *muss* aber nicht für jeden die richtige Lösung sein.

Dieses Buch hat sein Ziel erreicht, wenn es Ihnen ermöglicht, sich dem Thema offen anzunähern, anschließend Ihre ganz persönlichen Schlussfolgerungen zu ziehen und im Falle einer Entscheidung für das Barefoot Running dabei hilft, das Training achtsam und geduldig anzugehen. Ich wünsche Ihnen viel Freude und Erfolg und freue mich, wenn Sie mich an Ihren Erfahrungen teilhaben lassen.

Katja Kulin

www.katja-kulin.de

Teil 1

Die Theorie

Geschichtliche, evolutionäre, anatomische und wissenschaftliche Hintergründe

I. Back to the roots – Was Läufern die Schuhe erst an- und dann wieder auszog

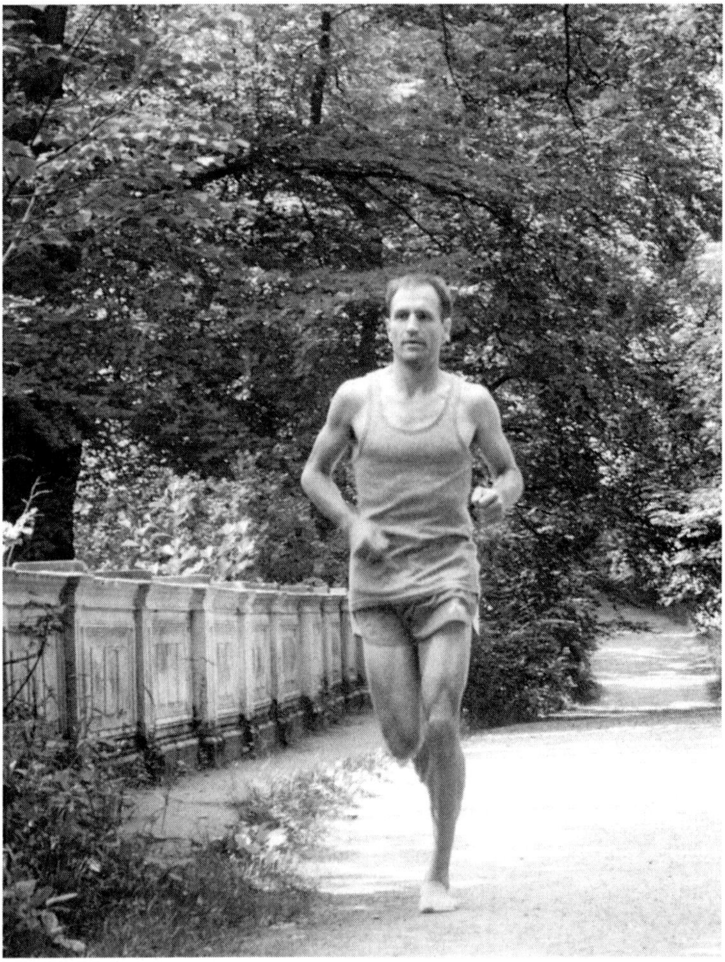

Bild: Johannes Hacker beim Lauftraining.

I.1 Eine kleine Geschichte des Laufschuhs

Für den westlichen Läufer der letzten dreißig Jahre waren Schuhe mit Dämpfung, Stützung und Führung lange nicht nur etwas völlig Normales, sondern sie erschienen auch als absolute Notwendigkeit. Kaum vorstellbar, dass es jemals anders gewesen sein könnte und der Mensch ohne hochentwickeltes Schuhwerk auskam.

Tatsächlich jedoch gab es, als Abebe Bikila 1960 barfuß den Marathon mit einer Rekordzeit von 2:15:16 gewann, noch keine speziellen Schuhe für Langstreckenläufer auf dem Markt. Die meisten Athleten nutzten damals Allround-Sportschuhe aus Leder oder Segeltuch mit flacher Gummisohle ohne besondere Dämpfung oder stützende Konstruktionen. Sie liefen überwiegend mit geradem Rücken, gebeugten Knien und flachem Fußaufsatz und nutzten so die körpereigenen Dämpfungssysteme, von denen in Kapitel II. noch die Rede sein wird.

Überbelastungen resultierten insbesondere auf langen Strecken mit harten Untergründen in Knie- und Rückenproblemen. Der Grund: Knochen, Gelenke, Sehnen und Bänder eines Läufers sind hohen Belastungen ausgesetzt, bei jedem Schritt etwa dem Dreifachen des Körpergewichts. Als die Forschung begann, sich damit auseinanderzusetzen, auf welche Weise das Laufen Überbelastungen hervorruft, wurden rasch zu harte Böden und der vertikale Aufschlag auf den Boden verantwortlich gemacht. Einige Wissenschaftler stellten gar die Hypothese auf, dass der menschliche Fuß beziehungsweise unser gesamter Körperbau für den Dauerlauf nicht geeignet sei. So kam es bald zu Überlegungen, was man dem mithilfe von Schuhen entgegensetzen konnte.

Ende der 60er Jahre fanden schließlich die ersten gedämpften Schuhe mit dem klaren Ziel, das Verletzungsrisiko zu verringern, ihren Weg in die Schuhläden. Die Rate der Läufer mit Beschwerden wurde indes jedoch nicht geringer, sondern stieg noch an, als Anfang der 70er Jahre die Fitnesswelle ausbrach und Langstreckenlauf zum Breitensport wurde. Viele der Menschen, die nun *Jogging* betrieben, waren prädestiniert für Verletzungen, da ihnen der sportliche Hintergrund fehlte und sie zu rasch zu intensiv trainierten. Die Überbelastung des Körpers brachte ihnen typischerweise Schmerzen an den Füßen, der Achillessehne, dem Schienbein und den Knien ein. Die Diagnosen, mit denen sie die Arztpraxen verließen, sahen entsprechend aus: Fersensporn, Achillessehnen-Entzündung, Schienbeinkantensyndrom. Noch heute sind dies die üblichen Beschwerden, mit denen etwa 60 Prozent der Freizeitläufer ein oder mehrere Male pro Jahr zu kämpfen haben.

Nachdem man zuvor die Polsterung der Schuhe schon als ideale Lösung für das Problem der beim Laufen auftretenden Stoßkräfte postuliert hatte, kam man nun zu dem Schluss, dass noch mehr, noch bessere Dämpfung vonnöten war. Hierfür wurde zunächst weiterhin auf Ethylenvinylacetat-Schaum (EVA) gesetzt, der den Läufern das Gefühl vermittelte, wie auf Wolken zu schweben. Die Sportler nahmen diese Schuhe begeistert an, und die Schuhindustrie konnte ebenfalls zufrieden sein, denn neben der Tatsache, dass EVA Stöße dämpft, ist es auch haltbar, wasserfest, günstig in der Herstellung und für Massenproduktion geeignet. Der Laufsport wurde zu einem lukrativen Geschäft, in dem die verschiedenen Hersteller in Konkurrenz zueinander nach Lösungen suchten, die die Zahl der Verletzungen minimieren sollten. Bald gehörte eine Mittelsohle aus Schaum, die zwischen die Außensohle und den Innenteil geklebt wird, zur Standardausstattung eines jeden Laufschuhs.

1979 kam dann der *Nike Air*® auf den Markt, der erste Laufschuh mit Luftdämpfung. Sein großer Erfolg ließ den Technologie- und Marketing-Wettkampf erst recht entbrennen, und so wurden immer neue Plastik- und Schaumverbindungen entwickelt, um den Fuß zu stützen und die Sohle zu dämpfen. Es wurden Spiralen in die Schuhe eingebaut, die Luftdämpfung perfektioniert, sogar aufpumpbare Schuhe und solche mit integriertem Mikrochip, der den Schuh während des Laufs an den Stil seines Trägers anpassen sollte, wurden erfunden.

Gleichzeitig hatte die Medizin erkannt, dass die meisten Laufverletzungen aus zu Beginn ignorierten leichten Schmerzen entstehen. Wenn Mikro-Traumata an Muskeln, Sehnen, Bändern und Knochen keine Zeit haben, auszuheilen, werden die Schäden nach und nach immer größer. Es entstehen behandlungsbedürftige Entzündungen, Überreizungen und Ermüdungsbrüche.

Dabei stellen die Belastungen an sich nicht das Problem dar, da sie, dosiert eingesetzt, die Strukturen sogar stärken. Sehr eindrucksvoll beweisen das Shaolin-Mönche, deren Knochen nach teils jahrzehntelangen Mikro-Verletzungen unglaublichen Belastungen standhalten. Körpereigene Reparaturmechanismen lassen eine traumatisierte Stelle des Knochens letztlich gestärkt zurück, wenn genug Zeit für das Ausheilen bleibt.

Somit sollte nicht länger die Devise *Zähne zusammenbeißen* als unausgesprochenes Damokles-Schwert über den Läufern hängen, sondern es galt, Schmerzen als Warnsignal wahrzunehmen. Die Ärzte rieten betroffenen Sportlern, die Trainingsintensität zu reduzieren und mehr Erholungszeiten einzuplanen. Da der Mensch ein oft zu ehrgeiziges Tier ist, half auch dieser Rat jedoch nicht wesentlich.

Manch ein Wissenschaftler kam daraufhin zu dem Schluss, dass der Fuß eine verwundbare evolutionäre Schwachstelle unseres Körpers sei und der Mensch für lange Läufe tatsächlich nicht gemacht. Dass der Bau und die Mechanik des menschlichen Fußes sich in einer Entwicklung von zwei Millionen Jahren erfolgreich durchgesetzt hat, was nur bedeuten kann, dass er vorteilhaft für unsere Vorfahren war und ihnen das Überleben gesichert hat, ließ man dabei unbeachtet. Außerdem zeichnet sich die menschliche Anatomie der unteren Extremitäten, aber auch des restlichen Körpers, durch einige Besonderheiten aus, die den Homo Sapiens und seine Ahnen sogar ganz besonders zu langen Läufen befähigen. Der zweite Teil des ersten Kapitels und das folgende Kapitel werden sich dieser Thematik noch ausführlich widmen. Für die geplagten Läufer jedenfalls bedeuteten die vorschnellen Schlüsse, dass die Laufschuhe weiter aufgerüstet wurden.

Eine Vielzahl von Läufern zeigte beim Auftritt ein Einknicken des unteren Sprunggelenks nach innen, die sogenannte Pronation. Der Begriff beschreibt eine Einwärtsdrehung des Fußes um seine Längsachse bei gleichzeitiger Hebung des äußeren und Senkung des inneren Fußrands. Man nahm an, dass dies eine gleichmäßige Lastenverteilung verhinderte und eine vertikale Ausrichtung des Gelenks zu mehr Effizienz führen würde.

Grundsätzlich erlaubt der Fuß im Zusammenspiel mit den Unterschenkelknochen und dem Sprunggelenk ein Abknicken sowohl nach innen als auch nach außen (Supination). Weil das Sprunggelenk durch Bänder mit den Fußknochen und dem Schienbein (welches wiederum verbunden mit dem Kniegelenk ist) verbunden ist, kann eine abnormale Bewegung desselben sich ungünstig auf beide, den Fuß und das Bein, auswirken. Gleichwohl Pronation grundsätzlich normal ist und die natürlichen Dämpfungseigenschaften des Fußes unterstützt, wurde sie der neue Gegner, den zu bekämpfen eine Weiterentwicklung des Schuhwerks ermöglichen sollte.

Eine vertikalere Ausrichtung des Sprunggelenks erreichte man in der Folge dadurch, dass der innere Rand der Schuhe um einige Millimeter erhöht wurde. Mit mehr oder dichterem Schaum unter dem inneren Rand wurde das Abrollen der Ferse nach innen hin verhindert.

Letztendlich kam es zu einer Unterteilung der Sportler in Pronationsläufer, Neutralläufer und Supinierer, und für jeden gab es natürlich das passende, entsprechend ausgerüstete Schuhwerk, das die für den jeweiligen Typ angenommenen Verletzungsrisiken minimieren sollte. Eine Überpronation kann etwa zur Folge haben, dass Unterschenkel und Knie ebenfalls nach innen rotieren und Bänder, Sehnen und Gelenke übermäßig belastet werden. Beschwerden am äußeren Knie und der Patellasehne sowie Knochenhautentzündung am Schienbein sind typische, häufig entstehende Probleme.

Neben den zusätzlichen, oft keilförmigen Schaumeinsätzen zur passiven Aufrichtung des Fußgewölbes wurden die Schuhe für Überpronierer auch stabiler gemacht, um das postulierte Zuviel an Mobilität des Fußes zu verhindern. Fersenkappen, Mittelfußbrücken, Mittelfußgurt und eine spezielle Leistenform garantierten, dass der Fuß am Platz blieb.

Was man außer Acht ließ war, dass eine zu starke Pronation nicht nur bei Fehlstellungen wie einem Knick-Senk-Fuß auftritt, sondern oftmals auch bei Laufanfängern und bei diesen nicht von Dauer sein müsste. Die Ursache ist hier nämlich schlicht der unzureichende Stützapparat: Muskeln und Bänder sind noch nicht trainiert genug. Ein richtig dosiertes Training würde Abhilfe schaffen; eine Versorgung des Fußes mit einem Stabilschuh hingegen legt ihn still und verhindert im Gegenzug erst Recht den Aufbau des Stützapparats.

Weniger als zehn Prozent aller Läufer supinieren. Das bedeutet, der Fuß kippt beim Abrollen zu weit nach außen. Konkret handelt es sich um eine Drehung des Fußes um seine Längsachse bei Anhebung des inneren und gleichzeitiger Absenkung des äußeren Fußrands. Die Ursachen können angeboren oder in einer Fehlstellung wie dem Hohlfuß begründet sein, aber auch muskuläre Dysbalancen kommen in Frage.

Die Belastung ist nach außen verlagert, die natürlich Dämpfung, die normalerweise mittels Pronation bewerkstelligt wird, ist eingeschränkt. Obwohl unklar war und ist, ab welchem Grad dies Beschwerden wie Probleme am inneren Knie oder Muskelverhärtungen auf der Schienbeinaußenseite verursacht, entwickelte man auch für diese Gruppe von Läufern ganz spezielle Schuhe. Ein durchgehender Mittelfußbereich, ein leicht gebogener Leisten, der die Abrollbewegung nach innen führt und mehr Halt im Vorfußbereich durch spezielles Obermaterial sollten den

Bewegungsablauf korrigieren. Doch auch diese Versorgung änderte nichts an der eigentlichen Ursache, der man eher mit Koordinationstraining und Kräftigungsübungen für die Fuß- und Beinmuskulatur begegnen sollte.

Bei Neutralläufern indes konstatierte man einen normalen Abrollvorgang, so dass in die für sie gedachten Neutralschuhe keine stützenden oder führenden Elemente eingebaut wurden. Was blieb, waren die verschiedenen Dämpfungselemente, die die Folgen der Stoßkräfte auf den Körper verringern sollten.

Seit man die Wichtigkeit einer Polsterung erkannt zu haben glaubte, waren die Sohlen, egal für welchen Läufertyp, immer dicker geworden. Aber auch die Sprengung der Schuhe nahm zu, plötzlich gab es bezogen auf die Stärke der Zwischensohle ein Gefälle im Verhältnis von Rück- zu Vorfuß, das etwa bei 8-15 Millimetern lag. Insgesamt war ein Läufer nun zweieinhalb Zentimeter oder mehr von dem Boden getrennt, auf dem er lief.

Über die Gründe, warum speziell die Ferse so stark erhöht wurde, gibt es verschiedene Spekulationen; wirkliche Belege dafür, dass dies eine präventive Funktion haben könnte, gibt es nicht. Einerseits bot die Erhöhung schlicht die Möglichkeit, noch mehr dämpfendes Material unterzubringen, andererseits wollte man so möglicherweise die Achillessehne entlasten.

Mit dazu beigetragen haben wird aber wohl auch die Tatsache, dass die Polsterung einen anderen Laufstil ermöglichte als in ungedämpften Schuhen oder barfuß. Nun konnten Läufer ihren Schritt verlängern und die Füße vor statt unter dem Körper aufsetzen, ohne unmittelbare Schmerzen zu verspüren. Beides versprach mehr Schnelligkeit, ging aber zwangsläufig mit dem Fersenaufsatz einher. Die Erhöhung der Sprengung hatte etwas von einem Teufelskreis: Je mehr der Rückfuß aufgebaut wurde, desto mehr forderte der Schuh den Fersenaufsatz; und je mehr Läufer mit der Ferse zuerst auftraten, desto größer schien die Notwendigkeit von mehr Polsterung an dieser Stelle.

Letztendlich hat nichts von alldem die Anzahl der Läuferverletzungen senken können, vielmehr nimmt man inzwischen an, dass die Machart der modernen Laufschuhe spezielle Beschwerden noch begünstigt. Diverse Studien sowie das Buch *Born to Run* von Christopher McDougall, von denen im Folgenden noch die Rede sein wird, haben neben der Barefoot-Running-Bewegung auch ein Umdenken in der Laufschuhindustrie hervorgebracht.

Statt die High Tech-Modelle immer weiter aufzurüsten, hat man auch hier längst erkannt, dass weniger mehr ist. Auf dem deutschen Markt hatten deutlich minimalere Modelle, die wieder einen natürlichen Bewegungsablauf ermöglichen sollen, im Jahr 2008 einen Anteil von 1,6 Prozent, 2011 waren es 14,2 Prozent, 2013 liegt der Anteil bereits bei einem Drittel. Wie es genau zu dieser Entwicklung kam, untersucht Kapitel I.2.

1.2 Ein Buch und eine Studie – zwei Schritte zurück nach vorn

Immer wiederkehrende Verletzungen bedeuten für Läufer eine große Frustration. Zwangspausen führen zum Abbau von Ausdauer und Muskulatur, so dass gesteckte Ziele nur schwer erreicht werden können. Und irgendwann stellt sich die Frage: Kann ich überhaupt noch weiterlaufen?

Der unbedingte Wunsch, der Leidenschaft weiter nachgehen zu können, ohne ständige Schmerzen zu ertragen oder sich mit regelmäßigen Kortisonbehandlungen abzufinden, führte bei einigen Läufern dazu, dass sie es wagten, die ausgetretenen Pfade zu verlassen und etwas scheinbar Neues zu versuchen. Manche wurden auch durch aufgeschlossene Orthopäden darauf gebracht, wenn diese ihnen rieten: „Zieh öfter mal die Schuhe aus."

Auf diese Weise nahm die Barefoot-Running-Bewegung ihren Anfang. Doch zu Beginn handelte es sich nur um wenige und weit verstreute Einzelne, die von ihrer Umgebung oft belächelt wurden. Dafür, dass sich Barefoot Running erst zu einem Trend entwickelte und schließlich für ein breites Umdenken im Laufsport sorgte, waren im Wesentlichen zwei Dinge verantwortlich: Ein Buch und eine Studie.

2009 erschien *Born to Run: Ein vergessenes Volk und das Geheimnis der besten und glücklichsten Läufer der Welt* von Christopher McDougall. Darin macht sich der Autor auf die Suche nach der Antwort auf die Frage *Warum tut mir mein Fuß weh?* Wie so viele Läufer kämpfte auch er mit den typischen Beschwerden wie Jogger-Knie, Schienbeinkantensyndrom und Achillessehnenproblemen.

Den Rat der Ärzte, mit 1,92 Meter Körpergröße und 105 Kilogramm Gewicht sowieso nicht für das Laufen geeignet zu sein und es lieber zu lassen, befolgte der Journalist nicht, sondern begab sich für das Magazin *Men's Health* auf eine abenteuerliche Reise in die Copper Canyons in Mexiko.

Dort traf er auf das indigene Volk der Tarahumara, von denen ein Teil isoliert und unter extremen Bedingungen in Höhlen oder Hütten in den Schluchten lebt und die ihre Traditionen bis heute weitgehend bewahrt haben. Laufen über lange Strecken ist ein wichtiger Teil ihrer Kultur; bei der Hetzjagd verfolgten sie Wild in der Vergangenheit oft über Strecken von 70 Kilometern und mehr, bis dieses überhitzt und erschöpft zusammenbrach.

Heute jagen die Tarahumara anders, doch ihr Bewegungsdrang kennt nach wie vor keine Grenzen; so halten sie beispielsweise auch häufig Fußball-Rennen ab. Zwei Mannschaften spielen dabei im Wettbewerb den Ball zwischen den einzelnen Spielern hin und her, und das vierundzwanzig bis achtundvierzig Stunden ohne Unterbrechung. Nicht selten legen sie einhundertundsiebzig Kilometer oder mehr dabei zurück. Äußerst treffend nennen die Männer des Volks sich selbst *Rarámuri* (Jene, die schnell laufen/Läufer).

Das Erstaunliche für McDougall dabei war, dass sie diese unglaublichen Strecken barfuß oder in selbst hergestellten, dünnen Sandalen, den *Huaraches*, bewältigen und doch keine der für Jogger typischen Beschwerden aufweisen. Der Autor schaute sich die Lauftechnik der Tarahumara genau an und kam letztlich zu dem provokanten Schluss, dass die moderne Laufschuhindustrie für die hohe Verletzungsquote bei Läufern verantwortlich zu machen sei, da die erhöhte Ferse einen unnatürlichen Laufstil hervorrufe.

Dies schildert das Buch sehr kompromisslos, und als Reaktion auf diese Erkenntnis begann McDougall, seinen Laufstil mit Hilfe des Coaches Eric Orton umzustellen. Zusätzlich änderte er seine Ernährung und nahm etliche Kilos ab.

Schließlich kehrte er 2006 zu den Tarahumara zurück, um am Copper Canyon Ultra-Marathon teilzunehmen. Dieser wurde schon seit 2003 vom inzwischen verstorbenen Micah True, genannt *Caballo Blanco*, für die Tarahumara organisiert. Er war selbst Ultra-Läufer und lebte die meiste Zeit des Jahres wie seine indianischen Freunde in den Canyons. Einige Jahre später hatte das *weiße Pferd* die Idee, das Rennen in größerem Stil zu veranstalten und auch amerikanischen Ultra-Läufern schmackhaft zu machen, was schließlich auch gelang.

So traten mit McDougall gemeinsam zum Beispiel Scott Jurek, Billy Barnett und Jenn Shelton, aber auch der als *Barefoot Ted* bekannte Ted McDonald die Reise in die Canyons an. Die emotionale Schilderung dieses Rennens bildet den Höhepunkt von *Born to Run*, und die Tatsache, dass der Autor den Strapazen der Ultra-Strecke standhält, ist für ihn der Beweis, dass er alles richtig gemacht hat.

Allerdings versucht McDougall durchaus auch, seine Erfahrungen wissenschaftlich zu untermauern. So berichtet das Buch ebenfalls von den Erkenntnissen der Forschergruppe rund um Daniel Lieberman, Professor für Evolutions-Biologie an der Harvard-Universität in Boston. Die Ergebnisse seiner Studie, die 2010 schließlich auch in der Zeitschrift *Nature* publiziert wurden, sind der zweite Grund dafür, dass der Laufsport wieder einen Weg zurück zu seinen Wurzeln einschlug. Wohl kaum eine andere Studie wurde in diesem Zusammenhang häufiger zitiert.

Bei der Untersuchung verglich ein internationales Forscherteam im Rahmen diverser Studien zum menschlichen Fuß Laufstil und Energetik von insgesamt 73 erwachsenen und jugendlichen Läufern aus Kenia und den USA. Die Testpersonen liefen entweder seit Jahren in Laufschuhen oder schon immer barfuß, so wie etwa die kenianischen Jugendlichen, die noch nie Schuhe besessen hatten. Ein Teil der Probanden hatte sich das Barfußlaufen aber auch speziell für die Studie angewöhnt.

Alle Läufer wurden im Labor auf dem Laufband mit einer High-Speed-Kamera aufgenommen und liefen zudem über spezielle Messplatten, die das Auftrittverhalten analysierten. Die Analyse der Aufnahmen und Messdaten ergab, dass die Schuhläufer zuerst mit der Ferse aufkamen, während die Barfußläufer auf dem Vorfuß landeten.

Laut Aufprallmessung zeigte sich, dass der Vorfußauftritt eine wirkungsvolle dämpfende Entlastungsstrategie war, bei der die Aufprallenergie in eine Rotationsbewegung umgesetzt und weiter genutzt werden konnte. Bei den beschuhten Fersenläufern hingegen prallte der Fuß fast senkrecht auf den Boden, und die schockartige vertikale Stoßkraft dabei entsprach trotz speziell gedämpftem Rückfuß etwa dem Dreifachen des Körpergewichts und ging als Welle direkt über auf die Knochen. Die Belastung für Knochen und Gelenke beim Aufkommen mit dem Vorfuß ist der Studie zufolge letztlich etwa sieben Mal geringer als beim Fersenauftritt, weil auf diese Weise die natürlichen Dämpfungseigenschaften des menschlichen Bewegungsapparats, welche im nächsten Kapitel noch genauer beleuchtet werden, optimal genutzt werden können.

Es zeigte sich also, dass die Polsterung die Läufer nicht wirklich schützen kann, da sie einen unnatürlichen Bewegungsablauf hervorbringt, der die Knochen und Gelenke letztlich mehr belastet. Neben den genannten Gründen könnte auch eine unbewusste Anpassung der Auftritthärte mit dafür verantwortlich sein, denn durch die gedämpfte Sohle wird der Aufprall nicht korrekt wahrgenommen. Wird dem Gehirn von den Füßen ein weicher Untergrund rückgemeldet, tritt der Läufer im Gegenzug fester auf, da dies erst einmal effizienter für die Energieumwandlung ist.

Dies kann als eine der Ursachen dafür betrachtet werden, warum die Verletzungsrate in modernen Laufschuhen nicht gesunken ist. Professor Lieberman, selbst passionierter Läufer, zog für sich als Konsequenz daraus, nur noch barfuß oder in Minimalschuhen zu laufen.

Wie die Evolution den Menschen darauf angepasst hat, lang und ausdauernd zu laufen, ohne Schäden davonzutragen, darum wird es nun in Kapitel II gehen.

II. Warum wir geborene Läufer sind

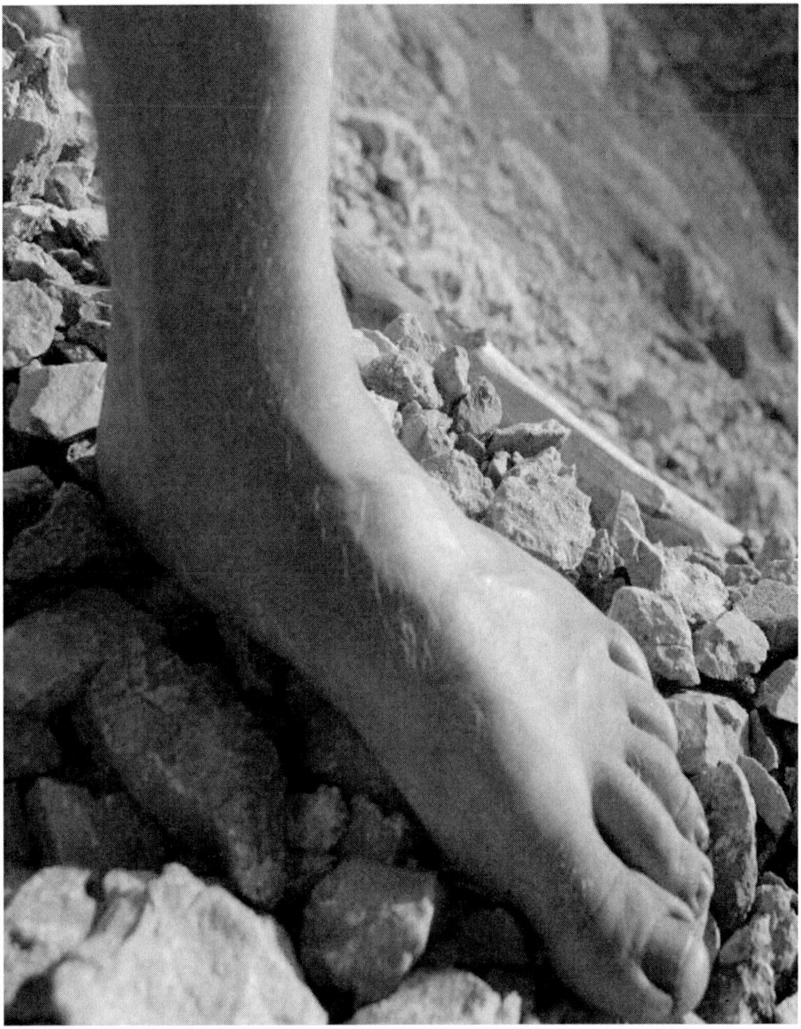

Bild: Gut trainierte Füße kommen mit den verschiedensten Untergründen zurecht.

II.1 Zwei gegen vier – Die Evolution des aufrechten Gangs

Die Tatsache, dass wir uns auf zwei Beinen fortbewegen, ist für uns vollkommen selbstverständlich, nur selten denken wir darüber nach. Doch es war nicht immer so, dass wir die Arme und Hände zum Greifen, Arbeiten oder Spielen frei hatten, sondern dies ist das Ergebnis eines sehr langen Evolutionsprozesses, dessen Hauptphase rund 2,5 Millionen Jahre dauerte.

Die Entwicklung unserer Vorfahren vom Vierfüßer zum Zweifüßer nahm schon vor rund zehn Millionen Jahren ihren unauffälligen Anfang. Ganz allmählich kam es bei den in Bäumen lebenden Primaten zu anatomischen Veränderungen im Rumpfskelett sowie an Armen und Beinen. Sie ermöglichten den Tieren schließlich ein Hangeln unterhalb der Äste anstelle des vierfüßigen Laufens über die Zweige.

Diese Entwicklung stellte eine wichtige Voranpassung für den erst viel späteren Übergang zu einer aufrechten Fortbewegung dar. Noch bei den 4,4 Millionen Jahre alten Menschenaffen der Gattung Ardipithecus ramidus verhinderten die weit abgespreizten Zehen letztlich mehr als kurzes und unbeholfenes aufrechtes Gehen für den Weg von Baum zu Baum.

Wann genau die menschliche Gangart, die so genannte Bipedie, mit all ihren Ausprägungen innerhalb der Evolution das erste Mal in Erscheinung trat, war lange unklar. 1974 vermutete man jedoch nach der Ausgrabung von *Lucy* im Afar-Dreieck in Äthiopien, dass Individuen der Art Australopithecus afarensis bereits vor 3,2 Millionen Jahren in der Lage waren, über längere Strecken hinweg aufrecht zu gehen. Obwohl nur 47 der 207 Knochen von *Lucy* gefunden wurden und die der Füße praktisch vollständig fehlten, legten die Teile des Beckens und der Oberschenkelknochen diesen Schluss trotzdem nahe, da sie eindeutige

Anpassungen an den aufrechten Gang aufwiesen. Typisch für den Zweibeiner sind nämlich beispielsweise Verdickungen am Oberschenkelhals. Sie entstanden im Laufe der Evolution, um die Verlagerung der Belastung durch das Gewicht des Oberkörpers von den vorderen auf die hinteren Gliedmaßen auszugleichen.

Fünf Jahre später bestätigte sich die Vermutung mit dem Fund von 3,6 Millionen Jahre alten fossilen Fußspuren der gleichen Art in Laetoli, Tansania. Zu dem Zeitpunkt ließ der Stand der Forschung es jedoch noch nicht zu, festzustellen, ob der Australopithecus sich mit ständig gebeugtem Knie- und Hüftgelenk fortbewegte, so wie es etwa Schimpansen heute noch tun, wenn sie zweifüßig laufen, oder ob er es schon wie der moderne Mensch tat. Erst 2010 brachte ein biomechanisches Experiment Gewissheit. Der aufrechte Gang ist mit durchgedrücktem Knie energieeffizienter, und die daraus resultierende fast gleiche Abdrucktiefe von Ferse und Zehen zeigte sich auch bei den Funden aus Laetoli.

Die Szene der Entstehung der für die Forschung so wichtigen Fußspuren wurde im American Museum of Natural History in New York auf eindrucksvolle Weise nachgestellt. Zwei Modelle der ersten Zweibeiner, ein Männchen und ein Weibchen, laufen dort durch die Asche, die nach einem Vulkanausbruch den Boden bedeckte und wie nasser Zement die Fußabdrücke unserer Vorfahren konservierte.

Neuere Ausgrabungen in der Afar-Region belegen, dass neben Australopithecinen wie der weiter oben erwähnten *Lucy* mindestens noch eine weitere, zum aufrechten Gang befähigte Vormenschen-Art zur selben Zeit in der Gegend gelebt hat. Im März 2012 berichtete das Fachblatt *Nature* von den Untersuchungsergebnissen der Forscher um Yohannes Haile-Selassie von der Case Western Reserve University im US-Staat Ohio. Die 3,4 Millionen Jahre alten Knochen weisen sowohl Ähnlichkeiten zum Affen als auch zum Menschen auf. Der Großzeh ist noch kurz und abgespreizt, womit er sich immer noch gut zum Klettern und

Greifen eignet. Für die Befähigung zum aufrechten Gang spricht aber unter anderem die Tatsache, dass die Zehen sich vermutlich wie beim Menschen überstrecken ließen und somit das Abstoßen vom Boden am Ende eines Schrittes ermöglichten. Die bisher noch unbenannte neu entdeckte Art war also zu beidem in der Lage. Für die Forschung ist die Entdeckung deshalb so interessant, weil diese Vielgestaltigkeit der fossilen Extremitäten neue Aufschlüsse über die menschliche Evolution geben könnte. Nach weiteren Fossilien wird gesucht. Doch was war überhaupt der Grund dafür, dass unsere Vorfahren begannen, sich aufzurichten?

Seit Darwin wissen wir, dass diejenigen Individuen einer Population, die in ihren Merkmalen am besten an ihre Umwelt angepasst sind, bessere Überlebens- und Fortpflanzungschancen haben. Der Selektionsdruck führt dazu, dass diese Merkmale in der folgenden Generation durch die Vererbung dann häufiger zu finden sind und sich in Nachfolgegenerationen weiter ausprägen, wenn sie weiterhin vorteilhaft bleiben. Welche Überlebensvorteile eine Entwicklung vom Vierfüßer zum Zweifüßer für den Menschen hatte, dazu gibt es verschiedene Hypothesen.

Die Ufer-Hypothese postuliert, dass sich Bipedie entwickelt hat, weil die Vormenschen bevorzugt in Uferregionen gelebt und sich zwecks Nahrungssuche häufig im Wasser aufgehalten haben. Dabei ist zweibeiniges Waten vorteilhafter, weil der Kopf leichter über Wasser bleibt und zudem die Hände frei sind. Diese sogenannte Wasseraffen-Theorie ist jedoch recht umstritten.

Die Savannen-Hypothese wiederum nahm lange an, dass erst eine Verlagerung des Lebensraums von den Wäldern in die offene Savanne vor etwa sieben Millionen Jahren den aufrechten Gang evolutionär bevorteilt und auf den Weg gebracht habe. Doch inzwischen ist, wie schon zu Beginn dieses Kapitels erwähnt, hinreichend belegt, dass ein Präadaptation genanntes Phänomen, eine Voranpassung an den aufrechten Gang, schon vor zehn Millionen Jahren stattgefunden hat, als unsere Vorfahren noch in Wäldern zu Hause waren.

Damals lebten sie in den Baumkronen des tropischen Regenwalds, waren weniger Jäger als vielmehr Gejagte, die hoch in den Zweigen Schutz vor den zahlreichen Raubtieren suchten. Doch dann begann die Eiszeit. Der Große Afrikanische Grabenbruch, den wir auch heute noch mit Einschränkungen *Wiege der Menschheit* nennen können, wurde trockener, der Wald lichter, schließlich entstanden Savannen und Wüsten.

In der offenen Ebene waren unsere Vorfahren leichte Beute und starben fast aus. Die durch zufällige Mutationen besser an die neue Umgebung Angepassten überlebten und der Körperbau fing an, sich im Laufe der Zeit zu verändern. Die Schultern wurden schmaler, die Arme kürzer, die Beine länger. Finger und Zehen änderten ihre Form.

Womöglich war es auch der Mechanismus der *adaptiven Radiation*, der hier zur Wirkung kam. Er beinhaltet die starke Spezialisierung einer zuvor wenig spezialisierten Art in diverse Unterarten und die damit einhergehende Nutzung bisher nicht besetzter ökologischer Nischen. Die Wandlung des Körperbaus zum aufrechten Gang hin, die über Tausende von Generationen hinweg stattfand, hatte ihre Ursache zudem womöglich darin, dass Übersicht in der Ebene damals wichtig wurde, um Feinden zu entgehen und Nahrung aufzuspüren. Ebenso reduziert sich bei Zweifüßigkeit in sengender Hitze die direkte Sonneneinstrahlung auf den Körper um 60 Prozent, wie der Physiologe Peter Wheeler feststellte.

Doch was immer es auch genau war, das uns den aufrechten Gang beschert hat, eines steht fest: Die Bipedie bahnte letztlich den Weg für viele weitere Entwicklungen wie den Gebrauch von Werkzeugen und das rasante Wachstum des Gehirns. Und sie machte den Menschen zum perfekten Ausdauerläufer, wie Kapitel II.2 noch zeigen wird. Zuvor jedoch spricht Professor Bernd Heinrich im Interview über die Einnischung der menschlichen Vorfahren als Zweifüßer und seine persönlichen Erfahrungen mit Barefoot Running.

II.1.1 Bipedie als eine erfolgreiche Nische – Interview mit Prof. Bernd Heinrich

Bernd Heinrich ist emeritierter Professor der Fakultät für Biologie an der Universität Vermont. Er schrieb zahlreiche Bücher über seine Forschung bezüglich der physiologischen und ethologischen Anpassung von Tieren an ihre Umgebung. Sein neuestes Werk *Life Everlasting* erschien im Sommer 2012 bei Houghton Mifflin. Bernd Heinrich war zudem ein erfolgreicher Langstreckenläufer und schrieb das Buch *Laufen*, erschienen bei List.

K. K.: Professor Heinrich, in Ihrem Buch „Laufen – Geschichte einer Leidenschaft" erklären Sie, warum und wie unsere Vorfahren Langstreckenläufer wurden. Ein Faktor dabei ist die Evolution des aufrechten Gangs. Können Sie kurz zusammenfassen, warum es zu dieser Entwicklung kam?

B. H.: Es wurde schon viel darüber geschrieben, ich kann dem kaum Neues hinzufügen. Zweifüßigkeit ist bei Säugetieren oft mit einer trockenen und relativ offenen Umgebung verknüpft, und so begann unsere Spezialisierung als zweifüßige Läufer schon vor ungefähr sechs Millionen Jahren, wahrscheinlich in Afrika.

Ich denke, das hatte mit dem Wettbewerb um Nahrung zu tun, und damit, dass unsere Vorfahren auf der Suche nach Nahrung die Wälder verließen und die Ebenen bevölkerten. Dort tendierten wir bald zu einer mehr auf tierischen Proteinen beruhenden Nahrung. Der aufrechte Gang reduzierte zudem die Hitzeeinstrahlung, was uns sowohl als Aasfresser als auch als Jäger gegenüber den Fleischfressern, die hauptsächlich in der Nacht jagten, bevorteilte.

Ein wichtiger Punkt ist auch, dass wir nicht das passende Gebiss hatten, um Kadaver zu öffnen, und so erlaubte uns die Bipedie den Gebrauch der Hände und vielleicht auch scharfer Steine, um Aas zu zerteilen und später dann Werkzeuge zu benutzen sowie das Fleisch an einen sicheren Ort zu tragen und dort zu essen. Auch konnten wir dann damit auf Bäume klettern um Gefahren zu entkommen, da wir nicht zu langen

Sprints in der Lage sind.

Unsere Vorfahren nahmen so eine neue Nische ein. Mit freien Händen konnten wir zudem Stöcke und Steine benutzen, um Konkurrenten zum Beispiel von Kadavern zu vertreiben, und das führte schließlich zum Gebrauch von Werkzeugen und Waffen. Der Rest ist Geschichte.

K. K.: Wie haben sich unsere Füße beziehungsweise unsere Art zu Laufen in diesem Prozess verändert?

B. H.: Die Mechanik des Fußes ist nicht mein Spezialgebiet, aber für die meisten Tiere, für die Laufen sehr wichtig ist, ist das Speichern von Energie auch sehr wichtig. Dies wird durch Sehnen erreicht, die sich wie Federn verhalten und dadurch, dass die Muskeln weit oben im Bein sitzen und die Sehnen sich nach unten erstrecken, um die Energie durch die verlängerten Glieder zu transportieren. Vergleichen Sie einmal unsere Beine mit denen eines Gorillas oder Schimpansen! Die Anordnung der Muskeln hat sich geändert, wodurch das Bein im unteren Bereich leichter ist, was hilft, Energie zu sparen.

Der Fuß ist mit den Zehen, die nicht länger Greifen als Hauptaufgabe haben, verlängert, was auch die Schrittlänge erhöht. Die Kraft sitzt jetzt im vorderen Teil des Fußes. Wenn wir sprinten, laufen wir praktisch auf den Zehen, wobei die meiste Kraft beim Abdrücken des Fußes vom großen Zeh übertragen wird.

K. K.: Sie blicken auf eine lange und erfolgreiche Geschichte als Langstreckenläufer zurück. In Ihrem Buch erzählen Sie, dass eine Ihrer ersten und schönsten Erinnerungen die ist, barfuß in warmem Sand zu laufen, und dass Sie Ihre Kindheit in Deutschland, ob gehend oder laufend, praktisch barfuß verbracht haben. Was war an diesem Gefühl so besonders für Sie?

B. H.: Nun, es fühlte sich gar nicht nach etwas Besonderem an, sondern einfach natürlich. Ich hatte auch schlicht gar keine Schuhe. Irgendwann bekam ich ein Paar in einem Care-Paket von Freunden aus den USA. Die Schuhe fühlten sich seltsam an, später gewöhnte ich mich daran.

K. K.: Als junger Mann machten Sie eine blutige Erfahrung bei einem langen Barfußlauf, auf den Sie sich nicht vorbereitet hatten und stellten fest: Insbesondere für schwierige Untergründe bedarf es des Trainings. Tatsächlich verbrachte der Mensch aber die meiste Zeit seiner Entwicklung barfuß oder in leichtem Schuhwerk, und die Evolution hat ihn darauf angepasst. Würden Sie als Biologe sagen, dass Barfußgehen und -laufen auch heute noch empfehlenswert ist?

B. H.: Es ist sicher empfehlenswert in einer natürlichen Umgebung, wie sie zum Beispiel bei den Aborigines vorzufinden ist. In unserer modernen Umgebung ist es oft eher schwierig. Ich fand das schmerzhaft heraus, als ich auf eine zerbrochene Flasche trat. Die Narbe habe ich immer noch.

Auch haben wir jetzt betonierte Straßen, und als Stadtmensch nicht viele Möglichkeiten, etwa auf weichem Sand zu laufen. Hinzu kommt, dass uns die Festigkeit der Sohle fehlt, die man bekommt, wenn man von klein auf damit aufwächst. Beim Laufen ist grundsätzlich langes körperliches Training erforderlich, um Kopf, Beine und natürlich auch die Fußsohlen abzuhärten. Nicht vergessen sollte man auch, dass ohne die Erfindung der Kleidung und in dem Fall besonders auch der Schuhe, eine Besiedlung der nördlichen Hemisphäre nicht möglich gewesen wäre.

K. K.: Die Laufschuh-Industrie reagierte auf Forschungen, die feststellten, dass ein besonders hoher und gedämpfter Fersenbereich zu einem Laufstil verführt, der das Problem des Aufpralls eher verstärkt als löst und entwickelte verschiedenste Arten von Minimal Footwear. Wenn heute die Zeit Ihrer größten Aktivität als Läufer wäre, wären diese Schuhe Ihre Wahl?

B. H.: Ich denke nicht; ich glaube, viele davon sind nicht, was sie vorzugeben scheinen. Früher trug ich Nike Mariahs und liebte sie sehr. Sie werden heute nicht mehr hergestellt, vielleicht waren sie also zu minimal. In diesen neumodischen High-Tech-Schuhen könnte ich gar nicht laufen.

K. K.: Wann genießen Sie es heute, barfuß zu sein?

B. H.: Am Strand, natürlich. An allen anderen Orten ist mit Scherben oder unangenehmem Rollsplitt zu rechnen. Aber ich bin auch nicht besonders fähig, was das angeht. Ich bin nicht länger ein Altsteinzeitler in einer modernen Welt. Ich bin inzwischen vielmehr darauf angepasst, ein Weichei in der modernen Welt zu sein.

Erstabdruck: Barfuß zu mehr Gesundheit und Lebensfreude, 2012

II.2 Langsam, aber lange – Vom Vorteil der Ausdauer

Als unsere Vorfahren begannen, auf zwei Beinen zu gehen, wurden sie automatisch langsamer. Mit ihrer Aufrichtung verloren sie an Schubkraft, Aerodynamik und Stabilität, der Oberkörper verlor an Stärke. Und dabei waren unsere Ahnen ohnehin zu keiner Zeit ihrer Evolution schneller als die Tiere gewesen, die ihnen gefährlich werden konnten.

Langsamkeit und Schwäche: Zwei große Nachteile, wenn man sich eierseits vor Räubern schützen und andererseits, wie von Bernd Heinrich schon im Interview angedeutet, in der Savanne auch zunehmend auf Fleisch als Nahrung angewiesen ist und somit als Jäger tätig werden muss.

Die bessere Hitzeresistenz ermöglichte es immerhin, vielen Räubern allein schon durch unterschiedliche Aktivitätszeiten aus dem Weg zu gehen. Während diese nämlich eher dämmerungs- oder nachtaktiv waren, konnten unsere Ahnen auch tagsüber umherstreifen. Doch das allein hätte sicher kaum ausgereicht, um einen deutlichen Überlebensvorteil darzustellen. Es muss also etwas anderes gegeben haben, das uns trotz weniger Kraft und Schnelligkeit vor dem Aussterben bewahrt hat. Werkzeuggebrauch und Waffenherstellung können es nicht gewesen sein, denn die ersten steinernen Lanzenspitzen werden auf ein Alter von nur 300.000 Jahren datiert.

Große Tiere haben unsere Gattungsgenossen jedoch schon vor fast zwei Millionen Jahren erlegt, denn allein mit dem Ernähren von Aas wäre das rasante Wachstum des Gehirns, das schon viel früher eingesetzt hat, nicht erklärbar. Dazu war nämlich ein verlässlicher Zugang zu proteinreicher Nahrung notwendig – und das ließ sich nur mittels erfolgreicher Jagdstrategien bewerkstelligen. Doch wie sollte das mit bloßen Händen funktioniert haben?

Viele Jahre lang gingen Professor David Carrier und Professor Dennis Bramble von der Universität Utah dieser Frage nach und forschten damit entgegen der landläufigen Meinung, der Mensch und seine Vorfahren seien allenfalls gute Geher, aber mit Sicherheit keine guten Läufer. Letztlich fanden sie, auch in Zusammenarbeit mit Professor Daniel Lieberman von der Harvard Universität, an Fossilien diverse Besonderheiten und somit Belege dafür, dass unsere Ahnen und damit wir selbst spätestens seit dem Homo Erectus sehr wohl für das schnelle und ausdauernde Zurücklegen langer Strecken gemacht sind, wenn wir auch keiner der schnellen Sprinter in der Tierwelt sind. Die Tatsache, dass das Laufen langer Strecken zum Selektionsvorteil für uns wurde, hat dabei unseren Körper verändert wie nichts anderes.

Während Australopithecinen noch kurze Beine, nicht sichtbare Knöchel, lange Unterarme, hohe Schultern mit vielen Muskeln, die diese mit Kopf und Hals verbanden und damit relativ unbeweglich machten, hatten, waren schon beim Homo erectus deutliche Veränderungen sichtbar, die sich bei den späteren Arten immer weiter ausprägten. Bis schließlich vor rund 200.000 Jahren unsere eigene Spezies Homo sapiens entstand, mit der wir noch heute im Wesentlichen dieselben Gene und dieselbe Biologie teilen.

Die oben genannten Forscher machten insgesamt 26 Merkmale aus, die die Fähigkeit, lang und ausdauernd zu laufen, unterstützen oder überhaupt erst ermöglichen. Viele davon sind zum reinen Gehen nicht erforderlich, so etwa zahlreiche Bänder und Sehnen in den unteren Extremitäten oder auch das Gewölbe des Fußes, die allesamt wie Federn funktionieren und vor allem das lange Laufen effizienter machen. Die Achillessehne, die die Wade mit der Ferse verbindet, ist dabei die größte und wichtigste Feder. Noch Australopithecinen hatten diese nicht, Schimpansen verfügen bis heute über keine. Das erste Mal konnte sie beim Homo erectus nachgewiesen werden.

Auch kurze Zehen sind ganz typisch für Läufer, denn durch die einwirkenden Drehkräfte könnten lange Zehen brechen. Die Beine wiederum sind länger geworden, die Unterschenkel durch weniger Muskulatur leichter, was weniger Energie kostet.

Den so bedeutsamen Details und Besonderheiten der unteren Extremitäten, insbesondere des Fußes, wird im Folgenden ein eigenes Unterkapitel gewidmet; sie sollen daher hier erst einmal nicht weiter thematisiert werden.

Die Veränderungen des menschlichen Körpers endeten jedoch ohnehin nicht am Oberschenkel, sondern betrafen letztlich den ganzen Organismus. Wandert man langsam den Körper weiter hinauf, so gelangt man zunächst an den Gluteus maximus, unseren größten Muskel. Kein Menschenaffe hat ein so ausgeprägtes Hinterteil wie wir. Es verbindet im Wesentlichen die Beine mit den Hüften, und seine Funktion besteht darin, dass die Bewegungsenergie, die vom Oberkörper ausgeht, uns beim Laufen nicht nach vorn fallen lässt. Im Gehen bleibt das Hinterteil praktisch im Ruhezustand; werden wir schneller, spannt es sich an. Durch das Zusammenziehen wird der Rumpf so wirkungsvoll stabilisiert. Die Ansatzstelle für den Gluteus maximus ist beim Australopithecus noch sehr klein, beim Homo sapiens ist insbesondere der obere Teil wesentlich größer – und somit wie geschildert ein Vorteil bei Läufern.

Die Verbindung zwischen Becken und Wirbelsäule ist, setzt man sie in Relation zur Körpergröße, beim Homo stärker und größer ausgeprägt als bei weiter in der Vergangenheit liegenden Vorfahren und sorgt sowohl für mehr Stabilität als auch Dämpfung bei schneller Fortbewegung. Auch die Wirbel und Bandscheiben sind größer und tragen so zu besserer Aufprallabsorption bei.
Außerdem wurden die Unterarme kürzer, was einerseits weniger benötigte Muskelkraft bedeutet, um die Arme gebeugt zu halten und es andererseits dem Oberkörper während des Laufens erleichtert, ein Gegengewicht zum Unterkörper zu bilden und auch den Kopf zu

stabilisieren und gerade zu halten.

Dabei helfen auch niedrigere und beweglichere Schultern, die von Kopf und Hals entkoppelt sind, so dass der Rumpf Drehbewegungen vollziehen kann, während der Kopf nach vorn gerichtet bleibt. Stabilisiert wird der Kopf dabei durch das sogenannte Nackenband. Es ist typisch für sich schnell bewegende Tiere – so haben etwa auch Pferde oder Hunde eines – und verläuft über die Rückseite von Schädel und Hals bis in die Brustwirbel. Ohne dieses Band und seine Verbindung mit einem Muskel, der bis in die Schulter verläuft, würde der Kopf, wenn ein Fuß beim Laufen den Boden berührt, unkontrolliert nach vorne fallen beziehungsweise hin und her pendeln.

Auch der Schädel selbst hat sich seit den Australopithecinen verändert. Ein flacheres Gesicht sowie eine kleinere Mundpartie und Zähne verschoben seinen Schwerpunkt nach hinten, so dass er leichter auszubalancieren ist. Ebenso bildet die Tatsache, dass unsere Köpfe größer wurden und direkt über dem Genick angeordnet sind, einen Vorteil beim Laufen, da der Schädel wie ein Ballastgewicht wirkt und zusammen mit den Armen verhindert, dass sich der Körper in der Vorwärtsbewegung dreht oder neigt.

Da der Körper sich durch Anstrengung aufheizt, war auch die schwindende Körperbehaarung und vor allem die Fähigkeit zu schwitzen äußerst hilfreich. Deshalb sind wir heute die am stärksten schwitzenden Lebewesen der Erde; kein anderer Primat reguliert seine Temperatur so. Zwischen zwei und fünf Millionen Schweißdrüsen besitzen wir. Sie überziehen den Körper, vor allem den Kopfbereich, bei Bedarf mit einem Flüssigkeitsfilm, der uns wirkungsvoll und zuverlässig abkühlt.

Die Tatsache, dass wir alle diese Merkmale heute aufweisen, ist ein Beleg dafür, dass das schnelle Laufen, das durch sie ermöglicht wurde, unsere Vorfahren evolutionär bevorteilt hat, denn sonst hätten sich all diese Dinge nicht immer weiter ausgeprägt.

Da für die Forscher dennoch feststand, dass wir keine besonders schnellen Sprinter waren und sind, kamen sie zu dem Schluss, dass es vielmehr das lange, ausdauernde Laufen gewesen sein muss, das uns die Beute und schließlich das Überleben gesichert hat. Diese Vermutung begann sich mit der Beobachtung zu manifestieren, dass ein Mensch durch seine größere Schrittlänge trabend einigermaßen mit einem Pferd mithalten kann. Letztlich bedeutet dies, dass er im Dauerlauf an einem galoppierenden Tier dranbleiben kann, bis dieses wieder eine langsamere Gangart annehmen muss und er aufschließen kann.

Der Grund dafür, warum große Säugetiere nicht allzu lange galoppieren können, liegt darin, dass sie darauf angewiesen sind, der Aufheizung ihres Körpers durch Hecheln entgegenzuwirken. Dies jedoch ist im Galopp unmöglich. Bei Vierbeinern kippt der Körper in dieser Gangart, die Eingeweide knallen wie ein Kolben vor das Zwerchfell. Nach einer gewissen Zeit, bevor der Körper eine kritische Temperatur erreicht, muss ein Tier also langsamer werden beziehungsweise stehenbleiben, um sich abzukühlen.

Hindert man es während einer Verfolgungsjagd daran, indem man in Sichtweite bleibt und es immer wieder zum Sprint zwingt, so wird es bald einen Zustand der Hyperthermie erleiden, sprich, mit einem Hitzschlag zusammenbrechen und leichte Beute sein. An einem heißen Tag mit sengender Sonne würde dies nicht einmal sehr lange dauern.

Eine Voraussetzung dafür, etwa eine Antilope zu Tode zu hetzen, war dies jedoch nicht. Dafür sorgten die Vorteile, die die Gattung Homo im Laufe der Evolution erwarb. Mit den zahlreichen Federn in seinem Körper konnte er auch stundenlang energiesparend laufen und sich durch Schwitzen zuverlässig abkühlen, während sich die Körpertemperatur des Wilds zwangläufig noch immer weiter erhöhte. Zudem bevorteilten auch andere Dinge den Jäger gegenüber den Gejagten: Bei Vollmond zum Beispiel sind Antilopen auch heute noch nachtaktiv und am Tage leichte Beute, wenn sie am Schlafen gehindert werden. Herrscht eine feuchte Witterung vor, ermüden sie schneller, weil das Laufen im nassen Sand energiezehrender ist.

Dass die Frühmenschen also offensichtlich in der Lage gewesen waren, Wild zu Tode zu hetzen und die dazu notwenige Anatomie sich im Laufe der Evolution immer weiterentwickelt hatte, stand für die Forscher fest. Berichte über die Tarahumara und Jäger in der Kalahari bestätigten dies. Die Wissenschaft blieb trotzdem skeptisch, und es war ein großes Problem der Forschergruppe, dass sie für ihre Theorie keine Beweise abliefern konnten. Dies war auch so gut wie unmöglich, da eine Tötung durch Hitzschlag natürlich keine Spuren an Knochen zurückließ wie etwa Pfeilspitzen. Mit fossilen Funden ließ sich die Theorie also nicht belegen.

Stattdessen wollten sie versuchen, einen Beweis in der Praxis zu erbringen. Zu diesem Zweck fuhr David Carrier nach Wyoming, um mit seinem Bruder eine Hetzjagd auf wilde Antilopen zu veranstalten. Der Versuch misslang, weil die Evolution auch die Antilopen nicht im Stich gelassen, sondern sie eine Überlebensstrategie gelehrt hatte: Die verfolgten Tiere suchten immer wieder den Weg zur Herde, und die ungeübten Jäger verloren sie aus dem Blick. Isolierten sie daraufhin wieder eine Antilope, so war die Wahrscheinlichkeit groß, dass es sich nicht um das bereits erschöpfte und erhitzte, sondern um ein frisches Tier handelte. Es gehörte also doch noch mehr als nur die Fähigkeit, ausdauernd zu laufen, zu einer erfolgreichen Jagd.

Was, das erfuhr Carrier erst im Jahr 2004 von Louis Liebenberg, einem Mann, der aus seinem normalen Leben ausgestiegen war und mehrere Jahre lang bei der letzten noch verbliebenen Gruppe traditioneller Jäger in der Kalahari lebte. Bei ihnen lernte er die anderen Komponenten kennen, die die Wahrscheinlichkeit erhöhen, Beute zu machen: Eine Strategie und vor allem Teamarbeit.

Zunächst muss überhaupt erst einmal eine Gruppe von Antilopen oder anderen Tieren aufgespürt werden. Erfahrung im Fährtenlesen und die Vorwegnahme der nächsten Handlungsschritte der Beute sind dafür Voraussetzung. Ist dann eine Herde aufgespürt, wird sie in die pralle Sonne getrieben und ein Tier von der Gruppe isoliert. Mehrere Jäger sorgen dafür, dass es nicht wieder in der Menge verschwinden kann und keine Gelegenheit zum Ausruhen erhält. Einer oder mehrere halten sich bei der Jagd zurück, so dass sie einspringen können, wenn die Jagd länger dauert. Mit seiner Anwesenheit bei einer der letzten dieser traditionellen Jagden und ihrer Dokumentation hatte Louis Liebenberg den fehlenden Beweis endlich erbracht.

Gleichzeitig liefern all diese Erkenntnisse eine plausible Begründung für die im Grunde erst einmal absurd anmutende Tatsache, dass Langstreckenlauf ein so beliebter Freizeitsport ist. Vielleicht laufen wir lange Strecken, weil es uns ein tiefverwurzeltes Bedürfnis ist und uns unserer Natur wieder näherbringt. Und weil der Mensch, der seit der Industrialisierung ein immer bequemeres und bewegungsärmeres Leben führt, unbewusst spürt, dass er zum Sitzen nicht gemacht ist und einen Ausgleich sucht, um die Defizite aufzufangen.

II.3 Der Fuß als Feder – Die Anatomie der unteren Extremitäten

Wie bereits beschrieben, wurde der Fuß lange Zeit als ein Schwachpunkt in der Anatomie des Menschen betrachtet. Vielleicht, weil die Knochen und Bänder darin nicht sehr stabil sind. Dabei wurde jedoch außer Acht gelassen, dass sich in der Evolution über einen längeren Zeitraum hinweg nichts durchsetzten kann, was nicht von Vorteil ist. Der Verlust von Stabilität ging nämlich mit mehr Beweglichkeit einher, und stellt bei gut ausgebildeter Muskulatur auch kein Problem dar.

Statt Schwachstellen sind unsere Füße tatsächlich wahre Wunderwerke und halten extreme Belastungen aus, denen kein anderer unserer Körperteile im gleichen Maße standhalten muss. 6.000 bis 20.000 Schritte tragen sie uns im Schnitt jeden Tag bergauf, bergab und in der Ebene über Asphalt, Beton, Schotter und Naturwege.

Im Laufe unseres Lebens legen wir damit hochgerechnet etwa 150 bis 500 Millionen Schritte zurück. Zur Verbildlichung kann man sich vorstellen, dass wir den Erdball vier bis acht Mal umrunden; Laufsportler erreichen dabei in der Regel noch ein Vielfaches dieser Zahl.

Im Wechsel übernehmen die Füße beim Gehen das volle bis anderthalbfache Körpergewicht, und beim Joggen sogar das Dreifache desselben. An einem bewegungsreichen Tag tragen sie zwischen 500 und 1000 Tonnen, wenn ihr Besitzer 70 Kilogramm wiegt. Das ist eine enorme Leistung und verdient eine nähere, nun folgende Betrachtung.

Der Fuß besteht aus der Fußwurzel, der Ferse, Sohle, Ballen, Spann und Rist sowie aus den fünf Zehen. Sein Skelett beherbergt allein etwa ein Achtel aller im menschlichen Körper vorhandenen Knochen, ungefähr 28 an der Zahl. Sie alle sind durch Gelenke mit den benachbarten Knochen verbunden. Grob unterteilen kann man hierbei in Rück-, Mittel-

und Vorfuß samt Zehen.

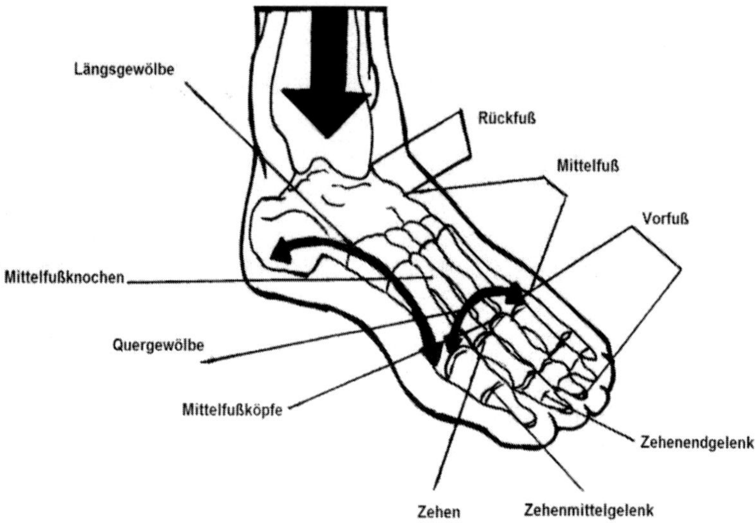

Etwa 20 Muskeln sowie 107 Sehnen und Bänder, die für Beweglichkeit sorgen, laufen im Fuß zusammen. Sein Skelett bildet mit Längs- und Quergewölbe drei Bögen. Zwei, die längs vom Fersenbein am hinteren Teil des Fußes bis zum ersten und fünften Mittelfußknochen verlaufen, und einen quer über die Köpfchen des zweiten bis vierten Mittelfußknochens. Auf diese Weise ergibt sich eine dreieckige Bogenkonstruktion zwischen der Ferse und dem äußeren und inneren Ballen, deren Eckpunkte gleichzeitig die tragenden Pfeiler des Fußskeletts darstellen.

Gespannt wird das Längs- und Quergewölbe des Fußes von der Muskulatur, die Bänder wiederum haben die Aufgabe, diese Spannung aufrecht zu erhalten. Bereits beim Gehen wirkt das Fußgewölbe wie eine leichte Federung, die den Aufprall der Tritte dämpft, doch insbesondere beim Laufen werden mit seiner Hilfe auch 17 Prozent der mechanischen

Energie gespeichert und wieder freigesetzt.

Mittels der durch ein intaktes Gewölbe entstehenden Dreipunktauflage verteilt sich das Körpergewicht im Stand relativ gleichmäßig auf den Füßen (etwa. 40 Prozent tragen dabei die Ballen, 33 Prozent die Ferse) und sie ermöglicht uns auch das Stehen auf einem Bein.

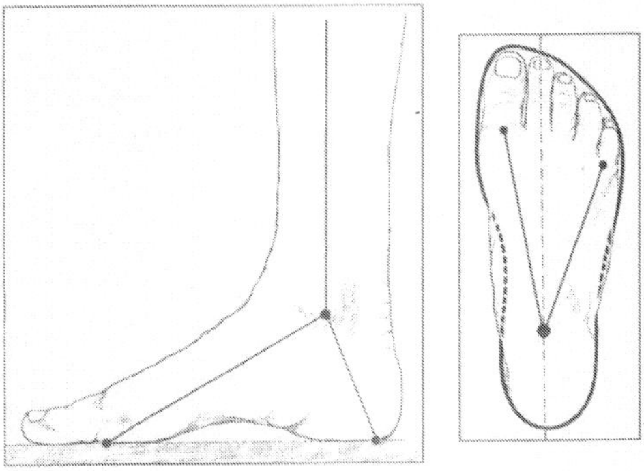

Ein gesundes Gewölbe ist für die Gesundheit des Fußes enorm wichtig. Dafür ist es jedoch nötig, dass der Fuß seiner natürlichen Bestimmung, dem Gehen und Laufen, ausgiebig und ohne Funktionseinschränkung nachkommen kann. Bei Säuglingen sind das Quergewölbe und das äußere Längsgewölbe noch nicht entwickelt, und auch das innere ist unter dem Sohlenspeck kaum sichtbar. Sie haben noch Plattfüße.

Der Unterbau der Fußsohle besteht aus einem polsternden Fettkörper, der ebenfalls für eine Dämpfung sorgt. Das Fett ist dabei in einzelne Kammern eingeschlossen, die sich aber gegeneinander verschieben können. Beim Laufen wird dieses Polster auf die Hälfte zusammengedrückt. Ausgeprägt ist es vor allem am vorderen Bereich der Ferse und am Ballen, was vermuten lässt, dass gehend der Vollfußauftritt bei unseren Vorfahren der bevorzugte war. Bei barfüßiger Fortbewegung im Laufschritt kommen wir auch heute noch automatisch mit dem Vorfuß auf und setzen dann den Rest des Fußes ab; beim Sprinten berührt die Ferse den Boden kaum noch.

Dieser natürliche Bewegungsablauf gerät beim Tragen von Schuhen mit einem Absatz allerdings aus den Fugen, wie bereits zu lesen war und auch noch weiter untersucht werden soll. Zunächst stellt sich jedoch noch die Frage, wie sich Gehen und Laufen genau unterscheiden.

Der Fuß als Gesamtes ist extrem beweglich, er lässt sich auf und ab bewegen, drehen und neigen und besitzt damit zusammen mit dem Unterschenkel drei Drehachsen. Wenn wir gehen, hat über alle Phasen hinweg immer mindestens ein Fuß Bodenkontakt. Beim Gehen durchläuft er grob gesehen die zwei Phasen des Stands (Doppelstützphase nennt man dabei den Zeitraum, in dem beide Beine Bodenkontakt haben), in der der Fuß am Boden ist, und des Schwungs, in der er vom Boden abgehoben ist. Wenn die Fußsohle auf dem Boden abgerollt wird, laufen dabei alle Bewegungen und Muskelkontraktionen vom Knöchel zu den Zehen hin ab. Der Rückfuß dreht sich gegenläufig gegen den Vorfuß, so dass es zu einer Verwringung des Fußes kommt. Diese erzeugt den Schwung und ermöglicht die dynamische Übernahme des Körpergewichts beim Abdrücken mit den Zehen. So kommt es zu einem Schub nach vorn durch die Abstoßung am Ende des Abrollvorgangs.

Aber auch der gesamte Körper, den Kopf ausgenommen, befindet sich beim Gehen in einer Drehbewegung; Schulter- und Beckengürtel rotieren bei jedem Schritt in gegenläufiger Richtung. Der Grund für diese Ausgleichsbewegungen ist die Tatsache, dass sich der Körperschwerpunkt bei jedem Schritt verlagert. Eine bipedale Fortbewegungsweise und auch das aufrechte Stehen erfordern, dass der Schwerpunkt des Körpers sich senkrecht oberhalb der Auftrittsfläche der Fußsohle befindet. Wandert er darüber hinweg, beginnt man zu fallen. Die Bewegungen, die der Körper zum Ausgleich macht, werden wiederum durch die Fußsohle ausbalanciert.

Eine noch komplexere Art des kontrollierten Fallens ist das Laufen, bei dem die beiden Phasen jeweils noch einmal unterteilt werden und es vor allen Dingen auch eine Flugphase gibt, während der beide Füße keinen Bodenkontakt haben. Das bedeutet, dass Laufen in zwei verschiedenen Richtungen stattfindet: wir bewegen uns horizontal und nach vorn gerichtet, aber auch vertikal nach oben. Das Abstoßen des Körpers in die Luft und gegen die Gravitation erfordert erhebliche Kräfte, und wenn wir landen, muss der Aufprall kontrolliert und abgemildert werden. Das alles gelingt uns dank der komplexen Knochen-, Bänder- und Sehnenstruktur der unteren Extremitäten.

Je nach Laufstil, der von Geschwindigkeit, Länge der Strecke und Beschuhung abhängt, beginnt die vordere Stützphase mit dem Aufsetzen des Fußes im Rückfuß-, Mittelfuß- oder Vorfußbereich. Dabei wird der Aufprall durch das Nachgeben des Gewölbes und die Fußsohlenpolsterung gedämpft; Sprunggelenk, Knie und Hüften werden gebeugt. Beim Abrollen wird das Kniegelenk des Stützbeins noch etwas mehr gebeugt sowie das Gleichgewicht stabilisiert. Wenn die Beugung des Knies wieder in eine Streckung übergeht und der Schwerpunkt des Körpers sich über dem aufgesetzten Fuß befindet, endet diese Phase und geht in die hintere Stützphase über. Auf die Streckung von Hüft-, Knie- und Sprunggelenk erfolgt schließlich die Verkürzung der Kniestreckmuskulatur und das Abstoßen des Fußes vom Boden über Vorfuß und Zehen.

Nun beginnt die hintere Schwungphase. Die Hüfte wird gestreckt und reguliert dabei die Kniebeugung. Der Unterschenkel schwingt nach hinten. Die vordere Schwungphase wird dann durch die Kniestreckung des hinteren Schwungbeins eingeleitet. Jetzt schwingt der Unterschenkel nach vorn, und während das Gegenbein sich abdrückt, wird hier der höchste Kniehub erreicht. Setzt der Fuß wieder auf, beginnt der Zyklus erneut.

Die Kräfte, die es uns ermöglichen, uns vom Boden abzudrücken und eine kurze Flugphase zu erleben, sind zum Teil auf Muskelkontraktionen zurückzuführen, zum weitaus größeren Teil jedoch der Tatsache zuzuschreiben, dass insbesondere die unteren Extremitäten aus einer Reihe von Gelenken bestehen, die wie Hebel funktionieren und von Bändern und Sehnen, die die Funktion von Federn übernehmen, unterstützt werden. Letztere ermöglichen uns, energiesparend zu laufen und, wie schon anhand des Fußgewölbes gezeigt, elastische Energie zu speichern und beim Abdrücken vom Boden wieder freizusetzen.

An dieser Stelle muss unbedingt noch die stärkste und funktionstüchtigste Sehne unseres Körpers Erwähnung finden: die Achillessehne. Sie ist die Endsehne des dreiköpfigen Wadenmuskels und verläuft schmaler werdend nach unten, bis sie am oberen Ansatz des Fersenbeins auf dessen gesamter Breite aufsetzt. Dabei ist die Achillessehne ein passives Element, das bis zu 40 Prozent der elastischen Energie beim Auftritt speichert und schließlich wieder freigibt. Wie eine Feder wird sie gespannt, wenn sich der Fuß mit dem Sprunggelenk dem Boden nähert, dann zieht sie sich beim Abrollvorgang zusammen, setzt die beim Aufprall absorbierte Energie frei und hilft dabei sehr wirkungsvoll, den Körper wieder nach oben zu drücken.

Dabei arbeitet eine kurze Achillessehne, so fand man heraus, insgesamt noch energiesparender als eine lange. Bei der Untersuchung der Anatomie des Neandertalers stellten Wissenschaftler fest, dass dieser eine relativ lange Achillessehne hatte. Dies könnte einer der Gründe dafür gewesen sein, warum er schließlich ausstarb, obwohl er den Vorfahren der Menschen an Kraft und womöglich auch Intelligenz über-überlegen war. Dass er nicht so ausdauernd laufen konnte, verschaffte ihm einen Nachteil bei der Jagd und verringerte somit seine Überlebenschancen, insbesondere dann, als sich das Klima zugunsten der Ausdauerjäger verändert hatte.

Es erscheint also im Grunde offensichtlich, dass die Natur uns ganz hervorragend für das Laufen ausgestattet hat. Millionen Jahre lang waren die Ahnen des Menschen dazu nicht auf unterstützende Werkzeuge wie Schuhe angewiesen; allenfalls Lederhäute zum Schutz vor Kälte banden sie sich um den Fuß. Und trotzdem glauben wir heutzutage – vor allem in den Industrienationen –, dass unsere Füße eine ständige Beschuhung benötigen. Selbst im Haus werden häufig Schuhe getragen. Und genau damit beginnt ein Teufelskreis.

Damit der Fuß als Ganzes und insbesondere auch das Fußgewölbe den täglichen Belastungen auf Dauer standhalten kann, ist eine gut ausgeprägte, im Gleichgewicht befindliche Muskulatur vonnöten. Dass diese sich ausbilden oder erhalten bleiben kann, dem wirken wir aber gerade durch das Tragen von Schuhen, sowohl im Alltag als auch beim Sport, entgegen. Die Füße werden meist eingeengt und praktisch ruhiggestellt, auch die Zehen können ihrer Funktion kaum noch nachkommen. Hier kommt dann der Grundsatz *Use it or lose it* zum Tragen; was nicht aktiv benutzt wird, verkümmert. Unsere Füße brauchen Beanspruchung, um stark zu sein.

Oft erhalten sie aber nicht einmal die Gelegenheit, stark zu werden, denn zu rund 98 Prozent kommen wir mit gesunden Füßen zur Welt, doch gut 60 Prozent der Menschen in Deutschland haben als Erwachsene Fußprobleme. Ihren Anfang nehmen diese schon im Vorschulalter oder noch eher. Durch frühes Schuhetragen kann sich das Fußgewölbe nicht auf gesunde Weise ausprägen, die Muskulatur bleibt schwach. Sogar die Knochen, die besonders bei kleinen Kindern noch weich sind, können verformt werden.

Die Grundlage für Fehlstellungen wird also oft schon im Kleinkindalter gelegt, was sich aber auch im Erwachsenenalter meist nahtlos fortsetzt. Denn wir tragen Schuhe im Alltag ja nicht mehr, wie vielleicht unsere Vorfahren ihre dünnen und flachen Mokassins, zum Schutz vor Witterung und scharfkantigen Untergründen, sondern als Modeaccessoir. Und besonders bei Damenschuhen wird dann auf anatomische Gegebenheiten keine Rücksicht mehr genommen.

Schon kleine Absätze bzw. eine geringe Sprengung verändern die gesamte Körperhaltung, verschieben den Schwerpunkt ungünstig und verlagern unseren natürlichen Auftritt vom Mittel- oder Vorfuß auf den hinteren Bereich der Ferse, dem aber die natürlichen Dämpfungseigenschaften fehlen und der die Stöße nur unzureichend abfangen kann. Das Tragen von Pumps kann als ein scheinbar extremes Beispiel angeführt werden, denn hier lastet das Körpergewicht zu einem Großteil auf dem Vorfuß. Allerdings stellte eine Studie der Universität Virgina fest, dass die Belastung der Gelenke beim Laufen in modernen Laufschuhen sogar noch größer ist als beim Gehen in High Heels. Mehr soll dazu in Kapitel IV. gesagt werden; bemerkenswert ist es jedoch schon an dieser Stelle.

Da, wie zuvor erwähnt, schon geringste Veränderungen an Teilen der funktionellen Einheit des Fußes langfristig Veränderungen am gesamten Fuß nach sich ziehen, ist es also nicht wirklich verwunderlich, dass es häufig zu Fehlstellungen kommt, die letztlich den gesamten Organismus beeinträchtigen. Zusammen mit der Tatsache, dass die Fußmuskulatur, die die Belastung eigentlich ausgleichen müsste, gleichzeitig in Schuhen verkümmert oder sich gar nicht erst richtig ausbildet, erscheint es einleuchtend, dass die meisten Fußprobleme „haus-“ oder im wahrsten Sinne des Wortes „schuhgemacht“ sind.

Fehlstellungen behindern die normale Funktion des Fußes zum Teil erheblich und können zu starken Schmerzen führen. Durch einen veränderten Gang oder Schonhaltungen kann es dabei auch zu Verspannungen und Verschiebungen im gesamten Bewegungsapparat kommen. Je nach Grad der Erkrankung ist diese mitunter nicht mehr reversibel. Bei Läufern werden Fußfehlstellungen auch mit einem höheren Risiko für Überbelastungsverletzungen des Knies und Fußes sowie Stressfrakturen in Verbindung gebracht.

Bei den meisten häufigen Fehlstellungen wie etwa dem Spreiz-, Senk- oder Plattfuß findet man eine Absenkung des Fußgewölbes vor. Beim

Spreizfuß kommt es zu einem Verschwinden des Quergewölbes bei gleichzeitiger Verbreiterung des Vorfußes. Die gesenkten Mittelfußknochen müssen nun den Druck mittragen, was schmerzhaft ist und zu Schonhaltungen führt.

Von einem Senkfuß spricht man bei einer Abflachung des Längsgewölbes. Knickt außerdem der Übergang vom Wadenmuskel über die Achillessehne zur Ferse nach außen ab, handelt es sich um einen Knicksenkfuß. Hier drohen Überlastungsschmerzen und die Bildung eines Fersensporns, unter dem gerade auch viele Läufer leiden und der dem Fersenlauf und damit auch den ihn bevorteilenden Schuhen zugeordnet werden kann. Der Bindegewebsstreifen der Fußsohle wird durch die Überlastung an seinem Ansatz am Fersenbein ständig gereizt. Es bildet sich ein knöcherner Auswuchs, der beim Laufen sehr unangenehm und schmerzhaft sein kann.

Der Plattfuß kann als Endstadium des Senkfußes bezeichnet werden. Dabei kommt es zum vollkommenen Aufliegen des durchgedrückten Fußes. Die Hauptbelastung liegt nun auf den Fußwurzelknochen und der Ferse, was eine Verbreiterung der Ferse zur Folge hat.

Eine weitere, insbesondere bei Frauen häufig anzutreffende Fußfehlstellung ist der Hallux Valgus, oft auch Begleiterscheinung eines Senkfußes. Der im Extremfall im rechten Winkel zu den anderen stehende erste Zeh verursacht Schmerzen und versteift sich. Der hervorstehende Großzehenballen ist zudem ständigem Druck ausgesetzt, da ein passender Schuh nun kaum noch zu finden ist. Dies kann zu Entzündungen der Haut oder des Schleimbeutels führen.
Auch Hammerzehen sind eine oftmals gerade bei Frauen anzutreffende Veränderung der Zehen. Sie wirken wie in der Beugung erstarrt, denn es besteht eine sogenannte Beugekontraktur im Mittel- oder Endgelenk der Zehen.
Die Anfälligkeit für die meisten von diesen und anderen Fußfehlstellungen kann zwar vererbt sein, etwa durch schwaches Bindegewebe, die

krankhafte Veränderung selbst ist es jedoch nicht. Dafür müssen wir die Art und Weise verantwortlich machen, wie wir heutzutage unsere Füße behandeln. Zur Versorgung von Fehlstellungen werden häufig Einlagen verschrieben, die in schmerzvollen Akutphasen sicherlich auch ratsam sind, letztlich den Fuß aber passiv in die richtige Position bringen und ihn nicht stärken, sondern im schlimmsten Falle weiter schwächen.

Und auch mit anderen, zwar weniger große Probleme bereitenden, aber dennoch lästigen und durchaus auch schmerzhaften Nebenwirkungen des Schuhetragens haben Läufer oft zu kämpfen. Es seien an dieser Stelle Blasen, Schwielen, Hühneraugen, Hornhaut, brüchige oder abfallende Nägel und Fußpilz sowie Schweißfüße genannt. Die Ursachen sind Reibung und Druck durch zu enges Schuhwerk sowie im Falle von Fußpilz (und Schweißfüßen) das feuchtwarme Klima im Schuh, das die Haut aufquellen lässt und ihre Schutzbarriere durchlässiger und anfälliger für die Infektion macht, die vor allem in Feuchträumen wie Schwimmbädern droht.

Fast alle diese Erkrankungen sind durch Stärkung des Halteapparats mit Barfußlaufen oder mit dem Tragen von ausreichend weiten Schuhen und einer sorgsamen Fußpflege vermeid- oder behandelbar.

Sich also so oft wie möglich das Gefühl barer Füße zu gönnen, wäre das einfachste Mittel, das hier zur Anwendung kommen könnte. Den Laufsport betreffend wäre es hilfreich, barfuß zu laufen oder Schuhe ohne viel Sprengung, Stützung und Führung zu wählen und die Füße mit Barfußeinheiten oder fußgymnastischen Übungen zu stärken.

Da wir aber gesehen haben, dass die allermeisten von uns sehr schwache Füße haben, ist es mindestens ebenso bedeutsam, ein solches Training langsam zu beginnen und keine Überlastung zu riskieren. Dies wird vor allem im praktischen Teil dieses Buchs noch weiter thematisiert werden. Mit der Frage des richtigen Laufstils dabei befasst sich Kapitel III, nachdem zuvor noch die Bedeutung der Füße als Medium, das uns

Rückmeldung über unsere Umwelt gibt, besprochen wird.

II.3.1 Der Fuß als Fühler – Sensomotorik, Propriozeption und Mindfulness

Wenn wir unsere Füße in gepolsterte und steife Schuhe stecken, behindern wir sie damit nicht nur in ihrer Funktion als Feder, sondern auch in der als Fühler. Etwa 72.000 Nervenbahnen enden in den Füßen, und an den Sohlen sitzen mehr Sinneszellen als in unserem Gesicht. Mit diesen Rezeptoren nehmen wir unterschiedlichste Sinnesreize wahr, deren zugrunde liegende Information, zum Beispiel bezogen auf Temperatur, Bodenbeschaffenheit oder Druck, dann an das Zentralnervensystem weitergeleitet wird. Dies löst in der Folge motorisches Verhalten aus, wir reagieren etwa mit kürzerem Bodenkontakt, Ausgleichsbewegungen, weicherem Aufsetzen bei hartem Boden und umgekehrt.

Diese Koordination von Wahrnehmung und Verhalten beziehungsweise das Zusammenspiel zwischen den Muskeln und Sinnesorganen unseres Körpers und dem zentralen Nervensystem nennt man Sensomotorik. Die dabei tätigen großen Rezeptoren des Körpers sind das Auge und das Ohr beziehungsweise das Gleichgewichtsorgan; aber gerade die dicht an dicht in der Haut sitzenden oberflächensensiblen Sinneszellen machen feinmotorische Reaktionen möglich, die der Stabilisierung des Laufs dienen.

Eine besondere Art von Rezeptoren sind die Propriozeptoren von Muskeln, Bändern und Sehnen, die für die Tiefensensibilität verantwortlich sind. Mit ihrer Hilfe registrieren wir unbewusst die Lage unserer Körperteile im Raum und auch zueinander. Propriozeptoren reagieren also nicht auf Reize von außen, sondern von innen.

Die Informationen über Gelenkstellung, Muskel- und Sehnenspannung sowie Muskellänge werden dann an das Kleinhirn und den Cortex weitergeleitet, interpretiert und mit einer passenden Aktion beantwortet. All das ermöglicht uns unbewusst das Gehen und Laufen an sich,

Gleichgewicht, flüssige Bewegungen und eine schnelle Reaktion auf Unvorhergesehenes wie etwa ein Stolpern, indem beispielsweise ausgleichende Armbewegungen erfolgen.

Je mehr und je genauere Informationen das Gehirn über die Lage und Bewegung unseres Körpers im Raum bekommt, desto effektiver wird also eine Bewegung ausfallen. Denken wir nun an dick gepolsterte Schuhe zurück, so leuchtet ein, dass die „Fühler“ des Fußes durch sie deutlich behindert werden und die Rückmeldungen an das Hirn nur unvollständig stattfinden können oder sogar falsch sind.

Dazu passt die eingangs schon geäußerte Vermutung von Forschern, die Aufprallkräfte in gedämpften Schuhen seien auch deshalb größer, weil die Füße härter aufgesetzt würden. Diese Regulation nimmt der Körper dann deshalb ausgleichend vor, weil die wie Federn wirkenden Elemente in Beinen und Füßen bei zu weichem Untergrund und einem „Schweben wie auf Wolken“ sonst nicht mehr effizient und kräftesparend arbeiten können. Auch die generelle Rückmeldung über die Bodenbeschaffenheit ist in dick besohlten Schuhen nur mangelhaft, so steigt etwa die Gefahr des Umknickens beziehungsweise die Verletzungsgefahr überhaupt.

Nicht umsonst werden Sportlern heute so oft Koordinationsübungen auf Kippbrettern oder speziell entwickelten weichen Matten und Kissen empfohlen, um das Zusammenspiel der Muskeln, die Reaktionsfähigkeit und die Stabilität von Knie-, Hüft- und Sprunggelenken auf allen Untergründen, sprich die generelle Bewegungsintelligenz, zu verbessern. Durch dauernde Beschuhung von klein auf werden unsere Füße „fühllos“, das zeigt sich schon bei Kindern, denen in den letzten Jahren eine immer schlechter werdende Motorik bescheinigt wird. Studien konnten zeigen, dass diese bei Kindern, die häufig barfüßig sein dürfen, um 60 Prozent besser ausgeprägt ist.

Das verwundert nicht, da ein barer Fuß auf abwechslungsreichen

Untergründen ständig automatisch genau das Training durchführt, das viele von uns glauben, mit speziellen Geräten auf künstliche Weise durchführen zu müssen. Die vielen kleinen Ausgleichsbewegungen auf unebenem Grund werden bei gut gefühltem Bodenkontakt problemlos durchgeführt und stabilisieren den Lauf, während sie gleichzeitig die Muskulatur kräftigen.

Mit den modernen Laufschuhen haben wir also die Verbindung zu dem Element verloren, auf dem wir unseren Sport betreiben: der Erde. Damit einher geht neben den Auswirkungen auf Laufmechanik und Propriozeption auch ein Verlust an Verbindung zur Natur.

Seit wir als Städter einen Großteil unseres Tages in geschlossenen Räumen und bei künstlichem Licht verbringen, über Asphalt und Beton wandeln, chemisch behandelte Kleidung tragen und industriell hergestellte Nahrung zu uns nehmen, haben wir uns immer mehr von unserer tierischen Natur und einer natürlichen Umgebung entfremdet. Doch ebenso, wie es vielleicht das in unseren Genen schlummernde und unbewusste Wissen um unsere Vergangenheit als Ausdauerjäger ist, das uns Marathon laufen lässt, so ist es möglicherweise auch eine uns innewohnende Sehnsucht nach „Richtigkeit“ der Umgebung, die uns immer wieder in die Natur zieht. Und unsere Vorfahren waren die allermeiste Zeit natürlich gänzlich unten ohne in selbiger unterwegs.

Diese ursprüngliche Normalität erleben auch Läufer wieder, wenn sie die Schuhe einmal auslassen, und fast alle berichten von einem Gefühl der Erfrischung, Freiheit und Zufriedenheit dabei. Barfuß unterwegs zu sein, bringt uns also wohl auch unserer eigenen Natur wieder näher. Wir sind in unserem Element, nehmen Temperaturschwankungen und unterschiedliche Bodenbeschaffenheiten wahr und reagieren ganz unmittelbar auf das, was uns die Sinne und der Körper rückmelden. Gleichzeitig wird die Konzentration durch das nötige Fokussieren auf das Laufen gefördert, wir agieren ganz im Hier und Jetzt und lassen Gedankenschleifen rund um den stressigen Alltag zwangsläufig los –

dies wirkt sich wiederum positiv auf das Gemüt aus. Für Barfußneulinge kann ein Geländelauf dabei durchaus auch geistig anstrengend sein; nach einiger Zeit der Übung und Erfahrung ändert sich das jedoch und die weitläufigere Umgebung wird rasch und routiniert auf möglicherweise problematische Stellen „abgescannt". Dann öffnet sich der Geist für Achtsamkeit.

Unter dem Begriff stellt man sich dem allgemeinen Sprachgebrauch folgend zunächst einmal einen verantwortungsvolleren Umgang mit seiner Umwelt vor, mehr Vor- und Umsicht. Das ist durchaus richtig. Achtsamkeit meint aber auch eine Öffnung der Wahrnehmung über die eingefahrenen Grenzen hinaus, also eine Aufmerksamkeits- oder sogar Bewusstseinserweiterung. Als Barfüßer nimmt man plötzlich Dinge wahr, die der Aufmerksamkeit sonst entgangen sind, und beim entspannten Laufen durch die Natur kann auch manch gedanklicher Prozess in Gang kommen, mit dem man so nicht gerechnet hätte.

Diesen engeren Sinn des Begriffs Achtsamkeit aus der buddhistischen Tradition heraus drückt der englische Begriff *mindfulness* besser aus als das Deutsche. Er bedeutet, alles, was im gegenwärtigen Moment geschieht, alle inneren und äußeren Vorgänge, bewusst wahrzunehmen, ohne über sie zu urteilen oder verändernd auf sie einwirken zu wollen. Solche Achtsamkeitsübungen können helfen, Automatismen zu erkennen, denen wir erliegen und ein tieferes Verständnis von uns selbst zu erlangen. Praktizierte Achtsamkeit wird oftmals auch als beglückend und belebend empfunden. Kein Wunder, denn im Alltag hängen unsere Gedanken häufig an Vergangenem fest oder beschäftigen sich mit Zukünftigem – doch wirklich leben können wir nur im Hier und Jetzt.

Dieser kleine Exkurs zeigt, dass es mehr als rein physische Gründe dafür gibt, seine Läufe zumindest ab und zu unbeschuht zu begehen. Barefoot Running kann nicht nur helfen, bestimmte Beschwerdebilder zu lindern, die Muskulatur zu stärken und die Koordination zu verbessern, sondern es kann uns unserer Umwelt und letztlich auch uns selbst wie-

der näherbringen.
Im folgenden Interview spricht der Sportmediziner und Orthopäde Dr. Thorsten Rarreck über die Vorteile des Barfußlaufens und verweist dabei auch auf Besonderheiten, die zu beachten sind.

II.3.2 Es gibt keinen Grund, *nicht* barfuß zu laufen – Interview mit Dr. Thorsten Rarreck

Dr. med. Thorsten Rarreck ist Facharzt für Orthopädie, Sportmedizin, Chirotherapie, Physikalische Therapie, Naturheilverfahren, Akupunktur und Diplom-Kneipparzt. Als Vereinsarzt betreut er außerdem die Spieler des FC Schalke 04.

www.dr-rarreck.de

K. K.: Dr. Rarreck, viele Menschen würden gern öfter die Schuhe weglassen, weil es schlicht ein schönes Gefühl ist, haben aber mit erlernten Vorurteilen und sogar Ängsten diesbezüglich zu kämpfen. Für sie wäre es sicherlich wichtig zu wissen: Warum sollte man überhaupt barfuß laufen? Welche positiven Auswirkungen auf die Gesundheit kann es haben?

T. R.: Nun, die Frage müsste eher lauten: Warum sollten wir denn *nicht* barfuß laufen? Professor Lieberman von der Harvard Universität hat mit seinen Forschungen und Studien bestätigt, was ganz logisch ist, wenn man die Entwicklungsgeschichte des Menschen betrachtet: Dass barfüßige Bewegung die evolutionär vorgesehene und für den Körper schonendste ist. Der Vorderfußgang, den man ohne Schuhe automatisch anwendet, sorgt zum Beispiel für eine natürliche Dämpfung. Dass der Mensch inzwischen permanent Schuhe trägt, ist das Ergebnis einer Entwicklung der letzten einhundert Jahre, und noch vor fünfzig Jahren war insbesondere die arme Landbevölkerung überwiegend barfuß unterwegs – und damit fußgesünder als wir heute.

Es gibt keinen Grund, *nicht* barfuß zu laufen. Ich empfehle meinen Patienten, es so oft wie möglich zu tun, denn gesundheitlich betrachtet hat es nur Vorteile. Es stärkt die Fußmuskeln und Sehnen, das arterielle und venöse System, verbessert Körperhaltung und Koordination. Und wie schon Pfarrer Kneipp wusste, regt es das Immunsystem an. Aber auch psychologisch betrachtet hat es Vorteile. Es entspannt und baut Stress ab, oftmals wird auch Schlaf besser und tiefer.

K. K.: Was sollte man beachten, wenn man häufiger ohne Schuhe unterwegs sein möchte?

T. R.: Ein wirksamer Tetanusschutz sollte vorhanden sein, denn zu kleineren Verletzungen an der Fußsohle kann es immer kommen. Das ist auch ein wichtiger Punkt, Diabetiker und Gefäßerkrankte betreffend. Bei ihnen ist oftmals das Empfinden in den Füßen beeinträchtigt, und wenn kleine Verletzungen unbemerkt bleiben, kann das schwere Folgen haben. Betroffene sollten daher vorsichtshalber mit ihrem Arzt sprechen. Gegen Barfüßigkeit an sich spricht auch bei ihnen nichts, sie sollten aber auf eine geschützte, gut abschätzbare Umgebung für das Barfußlaufen achten.

K. K.: Warum ist es wichtig, es langsam anzugehen, wenn man viele Jahre lang nur in Schuhen unterwegs war?

T. R.: Unsere Füße sind durch Schuhe regelrecht verweichlicht und die Muskulatur ist schwach. Natürlich kommt es auf den Allgemeinzustand des Menschen an. Wer schon gut trainierte Füße hat und bereits viel barfuß unterwegs ist, wird bei einer Steigerung dessen keine Probleme haben. Aber gerade bei Patienten mit schlechter Konstitution ist es wichtig, mit wenigen Minuten anzufangen und zusätzlich Fußgymnastik zu machen.

Wer barfuß joggen möchte, muss besonders geduldig sein, um keine Überlastung zu riskieren, wenn er seinen Laufstil umstellt. Die bisher kaum genutzte Muskulatur im Fuß lässt sich zwar recht schnell aufbauen, doch wenn es zu Einrissen im wenig durchbluteten Sehnengewebe des Fußes kommt, kann das monatelang Schmerzen bereiten.

Auch Kälte kann am Anfang ein Problem sein. Mit der Zeit entwickelt man jedoch eine Kältetoleranz und natürlich eine dickere Fußsohle.

K. K.: Viele Menschen berichten, sich nach einer Barfußeinheit, z.B. einem Spaziergang, erholter, erfrischter und entspannter zu fühlen als wenn sie mit Schuhen unterwegs sind. Wie lässt sich dies erklären?

T.R.: Einmal natürlich mit dem physiologischen Aspekt. Barfußlaufen auf verschiedenen Untergründen ist nichts anderes als eine Variante des Kneippens, die Durchblutung verbessert sich, man fühlt sich frisch. Zudem erhält man beim Barfußlaufen in der Natur eine permanente Fußreflexzonenmassage.

Aber auch der psychologische Aspekt spielt eine große Rolle. Barfuß ist man achtsamer für seine Umgebung, lässt stressige Gedanken eher los und entspannt. Viele Menschen fühlen sich auch regelrecht geerdet, wenn sie wieder den Boden unter den Füßen spüren, und verbundener mit den Dingen um sie herum.

K. K.: Barfußeinheiten werden auch immer wieder beim Training in diversen Sportarten, etwa dem Fußball, eingelegt. Auch in verschiedenen Therapien beziehungsweise in der Rehabilitation werden sie gezielt eingesetzt. Worin bestehen hierbei die Vorteile für die Sportler bzw. die Patienten?

T. R.: Fußball ist ein Sport, bei dem man Schuhe tragen muss, und durch die Stollen ist dabei kein Bodenkontakt gegeben und der Schuh zudem sehr fest. Als Vereinsarzt bei Schalke 04 lassen ich oder das Betreuerteam die Sportler nach dem Training daher noch barfuß auslaufen. Bei einer solchen Laufeinheit wird wieder Propriozeption möglich und die Sensomotorik auf ganz natürlichem Wege geschult. So ein Abschluss des Trainings hat mit all seinen Begleiterscheinungen wie der Fußreflexzonenmassage zudem auch bereits einen regenerativen Aspekt.

In der Rehabilitation kommen alle generellen Vorteile des Barfußlaufens noch stärker zum Tragen. Geschwächte Muskulatur wird wieder aufgebaut und über die Propriozeption bessert sich barfuß die Koordination schneller, ein neues Körperbewusstsein baut sich auf. Auch hier ist es wichtig, richtig zu dosieren und die Dauer der Übungen auf den Patienten abzustimmen, um ihn nicht zu überfordern und den maximalen therapeutischen Erfolg zu erzielen.

K. K.: Viele Menschen möchten zwar gern so oft wie möglich barfuß unterwegs sein, haben aber Furcht vor Verletzungen usw. Inzwischen bieten diverse Hersteller Minimalschuhe an. Sind diese Schuhe aus Ihrer Sicht eine Alternative?

T.R.: Unbedingt. Sie engen den Fuß nicht ein und ermöglichen durch die dünne Sohle immer noch Propriozeption. Gerade bei Laufschuhen sollte man, schaut man sich die Ergebnisse der Lieberman-Studie an, darauf achten, dass sie eine möglichst flache Sohle ohne Sprengung haben, und das ist bei Minimalschuhen gegeben.

K. K.: Zum Schluss eine persönliche Frage: Welches sind Situationen, in denen Sie auf Schuhwerk verzichten?

T. R.: Zu Hause und im eigenen Garten tue ich das grundsätzlich. Im Beruf ist das nicht immer möglich, im Urlaub koste ich es aber voll aus. Leichte Schuhe habe ich dann aber doch meist dabei, falls ich auf unwegsame Untergründe wie Schotter treffe. Barfuß auch längere Strecken zu joggen steht noch auf der Liste dessen, was ich demnächst ausprobieren möchte.

Erstabdruck: Barfuß zu mehr Gesundheit und Lebensfreude, 2012

III. Vom Laufen mit Stil

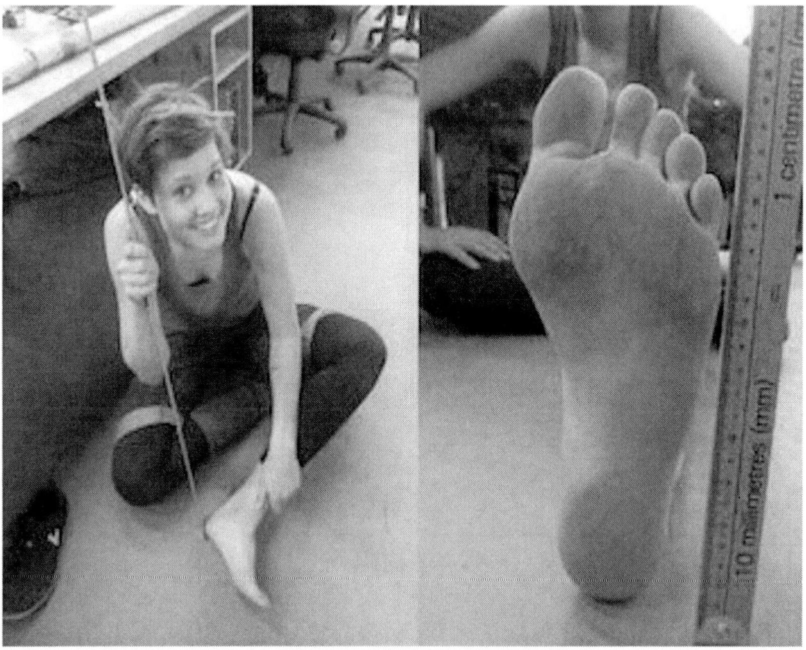

Bild: Nadine Horn bei der Fußvermessung.

III. 1 Der einzig wahre Laufstil – Mythos oder Wirklichkeit?

Wie wir laufen, hängt von vielen Dingen ab. Als äußere Einflüsse spielen etwa das Lauftempo, der Untergrund, die Steigung und die Art der Beschuhung eine Rolle. Aber gerade auch individuelle Besonderheiten unserer Statik, der Körperproportionen, Motorik und Muskulatur sind von Bedeutung. Temporäre Erscheinungen wie Ermüdung oder Schonhaltungen kommen hinzu. Das bedeutet, dass erstens verschiedene Situationen Unterschiede im Laufstil erfordern können und zweitens, dass die Bewegungen, die unser Körper ausführt, um Vortrieb zu erhalten und dabei im Gleichgewicht zu bleiben, individuell variieren. Den einzig wahren Laufstil, der für jeden der richtige ist, gibt es also nicht.

Wir haben jedoch auch bereits gesehen, dass die Laufbewegung bestimmten physikalischen und biomechanischen Gesetzen unterliegt, die letztlich für uns alle gelten und daher eine allgemeine Empfehlung ermöglichen. Die Feinheiten, in denen sich der persönliche Laufstil eines jeden niederschlägt, lassen sich dann mit regelmäßigem Training optimieren.

Das Ziel eines gesunden und natürlichen Laufstils ist es, eine ökonomische und flüssige Bewegung zu erzeugen, die die Strukturen des Körpers gleichzeitig möglichst wenig belastet. So wird schnelleres und längeres Laufen mit weniger Kraft- und Energieaufwand möglich, und auch das Risiko von Überlastungsbeschwerden kann gesenkt werden. Die Leistungsfähigkeit eines Langstreckenläufers wird zu 90 Prozent durch das Ausdauertraining bestimmt; das Einüben der Technik kann aber immerhin noch zu zehn Prozent Einfluss nehmen und dabei letztlich einen entscheidenden Unterschied ausmachen. Ein Blick auf die wesentlichen Merkmale eines ökonomischen Laufstils lohnt sich also.

Die genannten Empfehlungen gelten dabei im Prinzip für jede Art des

Fußaufsatzes, allerdings weichen Fersenläufer in bestimmten Punkten fast zwangsläufig davon ab. Aber schauen wir uns die günstigen Körperhaltungen und Bewegungsabläufe einmal der Reihe nach von oben nach unten an:

Der Kopf macht etwa acht Prozent unseres Körpergewichts aus und befindet sich weit vom Schwerpunkt entfernt, daher können Lageänderungen den gesamten Bewegungsablauf beeinflussen. Das Nackenband bewahrt den Kopf, wie schon gezeigt, vor einem unkontrollierten Umherpendeln. Unterstützen lässt sich dies noch, indem der Kopf bewusst aufrecht und ruhig gehalten wird und der Blick sich auf den Boden in etwa zehn Metern Entfernung richtet. So bleibt die Halswirbelsäule entspannt und die Nackenmuskulatur wird entlastet.

Die Schultern bleiben ebenfalls entspannt hängen und auch der gesamte Oberkörper sollte zwar aufrecht und stabil, dabei aber dennoch relaxt sein. Auf diese Weise können Rumpf und Arme die Beinbewegungen am besten ausgleichen und tun dies dann praktisch „von allein". Die Wirbelsäule ist gerade und fällt nicht ins Hohlkreuz. Die aufrecht gestreckte Haltung entlastet die Bandscheiben. Das Becken ist leicht nach vorn gekippt, der Oberkörper als Ganzes ein wenig nach vorn geneigt. Dies erleichtert die kontrollierte Fallbewegung, die das Laufen im Grunde darstellt. Außerdem unterstützt die Neigung dabei, den Fersenlauf zu vermeiden und mit Vor- oder Mittel- beziehungsweise Vollfuß aufzusetzen.

Die Arme pendeln seitlich nah am Körper, und zwar am besten in einem Winkel von 90 Grad oder weniger. Ein Schwingen der Arme bis weit und hoch vor den Körper sollte vermieden werden. Vielmehr fällt die Bewegung nach hinten stärker aus als nach vorn; Rücken, Ober- und Unterarm bilden dabei das so genannte Läuferdreieck. Die Hände sind mit nach außen weisenden Handrücken leicht geöffnet und entspannt.

Den natürlich wichtigsten Punkt stellt die Beinarbeit dar. Während des

Kniehubs des einen Beins wird die Hüfte nach vorn gebracht und das Abstoßbein gestreckt. Der Unterschenkel des gehobenen Beins wird dabei nicht nach vorn gestreckt, was in einem Fersenaufsatz mit nahezu getrecktem Knie und bremsendem Aufprall resultieren würde, sondern Knöchel und Knie befinden sich beim Fußaufsatz in einer vertikalen Linie zueinander. Auf diese Weise steht der Unterschenkel senkrecht zum Boden und genau unter dem Körperschwerpunkt, wenn die Belastung durch das Körpergewicht am größten ist. Das Knie ist beim Aufsetzen leicht gebeugt. Der Schritt ist nach vorn hin entsprechend kurz, jedoch nach hinten hin mit aktivem Fußabdruck weit und geöffnet, die Ferse pendelt je nach Lauftempo bis auf Höhe der Kniekehle oder noch darüber. Bei Fersenläufern hingegen ist der Schritt meist ausgreifend, der Unterschenkel wird weit vorgeschwungen und der Fuß setzt mit der Ferse zuerst und vor dem Körperschwerpunkt auf. Dies führt einerseits zu den schon erläuterten Belastungsspitzen und bremst den Läufer zudem mit jedem Schritt.

Für ein natürliches Laufen wie oben beschrieben werden kurze Schritte mit einer höheren Frequenz empfohlen. Als Richtwert wird in der Literatur immer wieder ein Wert von 180 Bodenkontakten pro Minute genannt; ob dieser erreicht wird, hängt aber nicht nur vom Laufstil, sondern beispielsweise auch von der Größe des Läufers ab. Auch hier gibt es individuelle Unterschiede und keine Norm.

Ein nach wie vor umstrittener Punkt ist die Art des Fußaufsatzes. Es gibt Experten, die die Meinung vertreten, jede Art des Aufsatzes, also auch der mit der Ferse, sei prinzipiell in Ordnung und hinge entweder mit dem Lauftyp oder mit der Laufstrecke zusammen. So wird für Sprints der Vorfußlauf, bei dem die Ferse den Boden meist gar nicht berührt, als der übliche Stil betrachtet; bei Mittelstreckenläufern kommt dieser auch noch häufig vor, allerdings mit Absetzen der Ferse. Ansonsten wird der Mittelfußaufsatz bevorzugt, der im Grunde ein fast gleichzeitiges Aufkommen im hinteren Bereich des Ballens und vorderen Bereich der Ferse meint, also auch und im Prinzip genauer als Vollfußaufsatz bezeichnet werden kann. Bei Langstreckenläufen spätestens ab einem Halbmarathon oder Marathon sei aber der Fersenlauf üblich.

Das Vorkommen all dieser Stile ist natürlich belegt und somit korrekt, außer Acht gelassen wird dabei allerdings, dass es wie gezeigt konkret die Beschuhung von Langstreckenläufern ist, die den Fersenaufsatz fördert und fordert, also zu einem großen Teil künstlich hervorgerufen wird.

Bei einem Aufsatz mit der Ferse hat der Außenbereich des Rückfußes den ersten Bodenkontakt und damit auch eine Belastungsspitze, bei der die Aufprallkräfte als Schockwelle durch den Körper laufen. Dann wird der ganze Fuß abgerollt und der Abstoß erfolgt über den Bereich des vorderen inneren Ballens und der Zehen. Ein Vorteil dieses Stils ist, dass der Sehnen- und Muskelapparat eher geschont wird, die Belastung für Knochen und Gelenke steigt bei diesem Laufstil jedoch. Übliche häufig auftretende Beschwerden sind Knieprobleme oder das Schienbeinkantensyndrom. Nicht zu empfehlen ist dieser Stil auch bei geschädigtem Fuß- oder Hüftgelenk sowie bei Rückenbeschwerden.

Beim Vorfußlauf verläuft der erste Bodenkontakt über den Fußballen, wobei der Aufsatz im äußeren Bereich beginnt und die natürlichen Dämpfungseigenschaften genutzt werden. Dann wird das Fußlängsgewölbe beziehungsweise der ganze Fuß abgesetzt. Gelenke, Knochen und Bänder werden geschont, so dass dieser Laufstil bei Beschwerden des passiven Bewegungsapparats empfohlen wird. Sehnen und Muskulatur werden jedoch stärker beansprucht, so dass es zu Überbelastungserscheinungen beispielsweise in der Wade oder an der Achillessehne kommen kann.

Der Mittelfuß- oder Vollfußlauf ist im Grunde ein Kompromiss aus den beiden oben genannten Laufstilen, und er vereint die Vorteile beider in sich. Hier wird mit dem ganzen Fuß aufgesetzt, wobei der Erstkontakt über die Außenkante stattfindet. Die Stoßbelastung wird dabei über den gesamten Fuß verteilt, so dass keine Belastungsspitze auftritt und Knochen und Gelenke geschont werden. Gleichzeitig wird auch der Muskel- und Sehnenapparat nicht übermäßig beansprucht. Gegen diese Art des Laufens sprechen im Grunde nur starke Knick- und Senkfüße sowie Beschwerden im Mittelfußbereich. Hinzu kommt, dass man ihn bewusster einüben muss als den Vorfußlaufstil, weil er sich nicht unbedingt natürlich, also wie von selbst, einstellt.

Es kristallisiert sich damit heraus, dass für den modernen Langstreckenläufer wahrscheinlich der Vollfußaufsatz der günstigste ist, da er in der Regel nicht die muskulären Voraussetzungen besitzt, die ihm ein Beibehalten des Vorfußstils über lange Strecken erlauben würden. Überbelastungsverletzungen würden auf diese Weise in Grenzen gehalten werden können.

Was die aktuelle Forschung konkret dazu sagt, wird im nächsten Kapitel zu lesen sein. Lesen Sie zuvor jedoch, wie Sportwissenschaftler Volker Haußmann über eine Umstellung des Laufstils denkt.

III.2 Eine Laufstilumstellung ist oft ratsam, benötigt aber Zeit – Interview mit Sportwissenschaftler Volker Haußmann

Volker Haußmann ist Diplom-Sportwissenschaftler und Experte für Sportverletzungen und Überlastungen. 2001 gründete er die lauf_bar, Münchens erstes Laufschuhfachgeschäft mit Lauf- und Bewegungsanalyse, das inzwischen zu den Top-Laufsport-Fachgeschäften in Deutschland zählt.

www.lauf-bar.de

K. K.: Herr Haußmann, bisher war es Standard, Laufschuhe einzuteilen nach ihrer Eignung für Pronationsläufer, Neutralläufer oder Supinierer. Inzwischen ist jedoch die Sprengung, die ein Schuh aufweist, zu einem der wichtigsten Auswahlkriterien geworden. Wie kam es zu dieser Entwicklung?

V. H.: Vor allen Dingen deshalb, weil man gemerkt hat, dass diese Einteilung nicht ganz zu dem gewünschten Ziel, die Verletzungsrate zu reduzieren, geführt hat. Teilweise hat man es zwar geschafft – durch die Eigenschaften, die man in die Schuhe eingebaut hat. Die neue Technologie konnte aber die generelle Verletzungsrate nicht reduzieren, was meiner Meinung nach auch darauf zurückzuführen ist, dass viele Läufer nicht den für sie geeigneten Schuh hatten. Durch die damalige Klassifizierung nach Pronations-, Neutralläufer und Supinierer ist die Auswahl auch schwieriger geworden und viele sind nicht bei dem Schuh gelandet, der für sie gut gewesen wäre. Sprich, viele Probleme konnte man lösen, hat aber auch welche geschaffen.

Läufer, die vorher keine Probleme hatten, hatten plötzlich welche und irgendwann merkte man, dass das also nicht zielführend ist, und durch

einige Studien kam dann die Frage auf: Warum laufen wir nicht barfuß bzw. warum lässt man es nicht mit der ganzen Technologie, warum gehen wir nicht wieder dahin zurück, wie es früher war?
So einfach ist das allerdings auch nicht, denn wenn man sich anschaut, wer in den Siebzigern gelaufen ist, dann waren das andere Personengruppen als die, die heute laufen. Wir nutzen das Laufen inzwischen als Ausgleichssport für unser tägliches Nichtstun. Die Leute, die damals den sogenannten Waldlauf betrieben haben, hatten ganz andere körperliche Konstitutionen, das waren Sportler.

Heute laufen Menschen, die eigentlich keine große sportliche Vergangenheit haben. Für diese Läufer ist meines Erachtens die Unterteilung in Pronations-, Neutralläufer und Supinierer grundsätzlich ideal und nötig, somit wird es einen kompletten Schritt zurück nicht geben. Laufschuhe, die dem Barfußlaufen nahe kommen, also Schuhe ohne Dämpfung, Stabilität und mit null Sprengung, sind erst einmal nicht für jeden auf Dauer geeignet. Läufer, die solche Schuhe tragen können, müssen eine gewisse Grundfitness mitbringen, um mit diesen Schuhen beschwerdefrei laufen zu können. Die Zielgruppe für Stabilschuhe wird es also auch weiterhin geben, allein schon, weil man in einen Schuh mit null Sprengung keinen Dämpfungsfaktor einbauen kann, wie ihn Fersenläufer benötigen, denn mit zwei Zentimetern Schaum unter dem Vorfuß kann man nicht mehr vernünftig abrollen.

Man muss immer auf die individuelle Konstitution und die Gegebenheiten des Läufers eingehen, und es ist eben nicht jeder Läufer ein trainierter Sportler.

K. K.: Auf intensive Beratung, Lauf- und Bewegungsanalyse wird in Ihrem Laufschuhfachgeschäft lauf_bar größter Wert gelegt. Was sollte ein Kunde je nach Laufstil beim Schuhkauf beachten?

V. H.: Er muss auf jeden Fall seine körperliche Konstitution mit beachten. Was bringt er mit, welche muskulären Voraussetzungen hat er? Welche Probleme er bereits mitbringt, ist ebenfalls wichtig, welche Gelenk-, Sehnen- und Bandstrukturen hat er?

Ein Schuh mit flacher Sprengung ist bei Achillessehnen- oder Wadenproblemen mit Vorsicht auszuwählen; bei Beschwerden im Kniebereich wiederum ist ein Schuh mit großer Sprengung eher nicht geeignet. Neben den individuellen Schwächen des Körpers, die beachtet werden müssen, gilt es für die Auswahl des richtigen Schuhs noch den Trainingsumfang und die generelle Stabilität der Sprunggelenke zu beachten. Das sind die drei wichtigsten Faktoren, auf die es ankommt, und neben den Aussagen der Kunden dient die Bewegungsanalyse dazu, die entsprechenden Informationen zu gewinnen.

Wer Natural Running macht, betreibt in der Regel Mittelfuß- oder Vorfußlauf, und da ist ein Schuh mit flacher Sprengung sehr gut geeignet. Es muss nicht immer gleich eine Nullsprengung sein, das ist für viele Läufer erst einmal zu viel, weil der Körper es so nicht gewohnt ist. Wir tragen im Alltag Schuhe mit Sprengung, in sonstigen Sportarten auch, und entsprechend sieht die Muskulatur aus. Man muss da ein langsames Abtragen einer Sprengung mit berücksichtigen.

Für den klassischen Jogger, der ein oder zwei Mal die Woche durch den Park läuft, ist meiner Meinung nach der klassische Schuh mit oder ohne Pronationsstütze bei individueller Beratung die passende Wahl.

K. K.: Was wird genau gemacht, wenn Sie mit einem Kunden eine Bewegungsanalyse durchführen?

V. H.: Der Kunde läuft mit Schuhen und barfuß auf dem Laufband, und die Bewegung wird aus verschiedenen Perspektiven aufgenommen, sowohl das Sprunggelenk, die Hüfte und auch der Oberkörper, von hinten und von der Seite. Daraufhin kann man dann schon viel hinsichtlich einer Schuhempfehlung aussagen.

Wie ist die Körperposition, hat der Kunde eine Beckenkippung usw. Fällt er ins Hohlkreuz beim Laufen, dann sollte er nicht noch Schuhe mit erhöhter Ferse tragen und stattdessen einen flacheren Schuh nehmen, damit er aus dem Hohlkreuz kommt. Bei gleichzeitiger extremer Überpronation kann ich dann aber trotzdem keinen Neutralschuh mit flacher Sprengung empfehlen, sondern muss erst einmal schauen, einen stabilen Stand zu erreichen. Es sind mehrere Puzzlestücke, die zusammengesetzt werden müssen, um die passenden Schuhe auszuwählen.

Diese sind aber nicht das einzige, das einen Läufer beschwerdefrei laufen lässt, ein Schuh ist nur ein Hilfsmittel. Es wird nur selten so sein, dass ich einem Läufer einen anderen Schuh gebe und er von da an ohne Beschwerden ist. Das kann sein, lässt sich aber generell nicht auf den Schuh reduzieren, es sind viele andere Dinge, die da noch mit hineinspielen.

Die allgemeinen körperlichen Voraussetzungen zum Beispiel: Wie ist das Muskelzusammenspiel, wie sind die Kräftigungs- und Längenverhältnisse der Muskelgruppen, von Beuger und Strecker im Fuß- und Beinbereich, ist eine gewisse Rumpfstabilität vorhanden? Das sind lauter Faktoren, die viele Leute nicht kennen und nicht ins Beschwerdebild mit einbeziehen.

K. K.: Der Trend zum Barefoot Running wächst, und die Laufschuhindustrie hat bereits darauf reagiert. Heißt die Devise, was die Schuhe angeht, inzwischen oftmals „weniger ist mehr“?

V. H.: Ja, man kann mit Sicherheit auf einige High-Tech-Elemente im Schuh verzichten, aber diese Devise trifft sicher nicht für jeden zu. Für die sportlicheren Läufer sicherlich, aber auch hier übertreiben es viele. Wer bisher sein Trainingspensum von 50 bis 100 km pro Woche mit einem klassischen Laufschuh gemacht hat, und sich dann einen leichteren Schuh mit weniger Sprengung zulegt, ist in der Regel begeistert: Es ist schneller, es läuft sich leichter. Durch diesen Effekt werden dann die anderen Schuhe gleich ausgemustert; doch der Körper toleriert das nur eine Zeitlang, irgendwann kommt es wegen der plötzlichen Überlastung zu Problemen.

Variation ist hier die goldene Lösung: Ein klassischer Schuh und einer mit wenig Sprengung im Wechsel. Das trainiert verschiedene Muskelgruppen und bringt dem Körper neue Reize, mittels derer er sich neu strukturieren kann. Monotonie ist grundsätzlich beim Laufen nicht zu empfehlen. Wer sich ein bisschen mit Barfußlaufen beschäftigt, der weiß, man läuft ganz anders, hat eine ganz andere Lauftechnik. Da kann man Bausteine herausnehmen und durchaus auch für das Laufen mit Sprengung verwenden.

K. K.: Worauf sollten Läufer achten, wenn sie vom Fersenlauf auf den Mittelfuß- oder Vorfußlauf umstellen möchten?

V. H.: Prinzipiell ist die Umstellung begrüßenswert, das empfehlen wir unseren Kunden auch häufig. Aber das muss Schritt für Schritt und mit Geduld geschehen, es dauert mit Sicherheit ein halbes Jahr, bis man soweit ist, dass man auch längere Strecken problemlos im neuen Laufstil laufen kann. Und man muss unbedingt zuvor und parallel Koordinations- und Festigungsübungen machen, um den Körper darauf vorzubereiten und die untertrainierte Muskulatur langsam aufzubauen.

IV. Der aktuelle Stand der Forschung

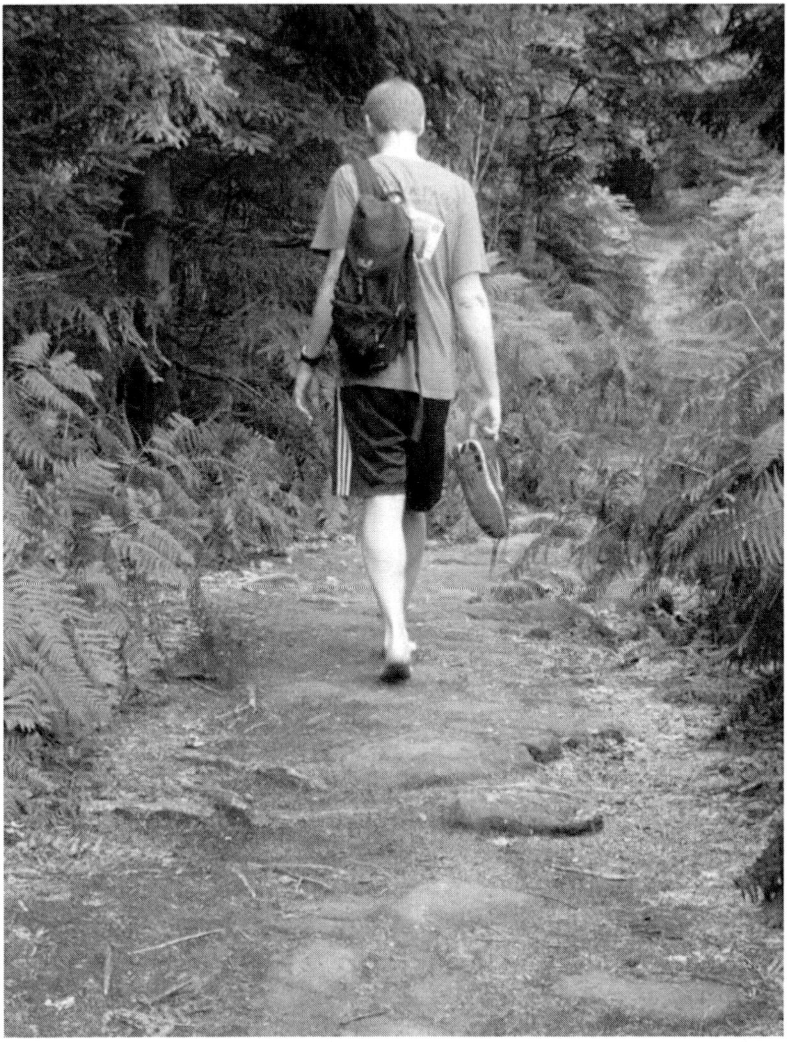

Bild: Es bei einer Laufstilumstellung langsam anzugehen und zum Beispiel erst einmal barfuß zu wandern, ist eine gute Idee.

IV.1 Eindeutiges, Widersprüche, Tendenzen

Schon vor Lieberman hat es Studien gegeben, die untersuchten, wie Schuhe unser Laufverhalten ändern. Aber vor allem in der Folge, nachdem viele Läufer sich im Barefoot Running versuchten und auch die ersten Minimalschuhe entwickelt worden waren, entstand ein Bedarf an weiteren Erkenntnissen. Zahlreiche Untersuchungen wurden seither durchgeführt und die Ergebnisse sind, wie es oft der Fall ist, wenn der Mensch mit all den unterschiedlichen Voraussetzungen, die er mitbringt, Gegenstand von Untersuchungen ist, teilweise widersprüchlich. Unzählige Variablen müssten beachtet werden, und verfälschende Einflüsse lassen sich oft nicht ausschließen. Hinzu kommt das zugrunde liegende jeweilige Studiendesign, das ebenfalls auf die Art der Ergebnisse einwirkt.

Hier soll nun ein grober Überblick über die wichtigsten Studien der letzten Jahre gegeben werden, und zwar mit dem Versuch, diese zu interpretieren und daraus eine Tendenz dafür abzuleiten, wohin Barefoot Running in der kommenden Zeit gehen wird.

Zunächst jedoch noch ein kurzer Blick zurück: Geoffrey Keenan von der Universität Virginia untersuchte das gleiche Phänomen wie Lieberman schon 2009 in Virgina. Mit seinem Team ließ er 68 gesunde Läufer barfuß und in Schuhen auf dem Laufband joggen, wobei es sich bei den Schuhen um als neutral eingestufte Modelle der Firma Brooks handelte. Am Körper der Sportler angebrachte Reflektoren ermöglichten es der Hochgeschwindigkeitskamera, die Bewegungen zu erfassen und die auftretenden Kräfte zu berechnen. Im Resultat zeigte sich als positive Auswirkung der Schuhe, dass diese den Füßen guten Halt gaben. Negativ fiel auf, dass die Belastung an Hüft-, Knie- und Fußgelenken deutlich höher war als beim Barfußlauf, so etwa an der Hüfte um 54 Prozent und im Kniegelenk um 36 bis 38 Prozent. Damit ist sie stärker als beim Gehen in High Heels.

Diese und noch weitere Studien mit ähnlichen Ergebnissen brachten immer mehr Läufer dazu, ihren Laufstil umzustellen. Viele profitierten davon, mit der Zeit tauchten aber auch immer mehr Vorfußläufer in den Praxen der Ärzte auf. So entstand eine Nachfrage nach anderen Untersuchungen, die sich insbesondere die Phase der Transition näher anschauten.

Eine im Februar 2013 veröffentlichte Studie der Universität Brigham untersuchte die Auswirkungen einer zehnwöchigen Umstellung von herkömmlichen Laufschuhen auf Minimalschuhe, wobei es sich dabei um die Vibram® Fivefingers® handelte. Die 36 an herkömmliche Laufschuhe und Distanzen von 15-30 Meilen pro Woche gewöhnten Teilnehmer wurden zuvor in einem Magnetresonanztomographen (MRT) auf Beschwerdefreiheit getestet. Danach wurden sie von der Forschergruppe rund um Sarah T. Ridge in zwei Gruppen unterteilt.

Die eine sollte wie bisher und in ihren üblichen Schuhen weitertrainieren, während die anderen mit der Umstellung begannen, wobei ihnen ausdrücklich nahegelegt wurde, ihr bisheriges Trainingspensum beizubehalten und einen Teil davon in Minimalschuhen zu gestalten. So sollte in der ersten Woche nur ein kurzer Lauf von ein bis zwei Meilen Länge darin stattfinden, in Woche zwei und drei kam dann noch jeweils ein weiterer solcher Lauf hinzu, so dass also in der dritten Woche zwischen drei und sechs Meilen minimalbeschuht zurückgelegt wurden. Danach konnten die Läufer selbst entscheiden, welche Strecken sie in den Fivefingers® zurücklegen wollten, was zum Ziel hatte, möglichst realistisch das natürliche Verhalten einer Person außerhalb eines Forschungsdesigns abzubilden.

Schließlich wurden alle Teilnehmer noch einmal im MRI getestet. Das Ergebnis zeigte, dass die Gruppe der Läufer, die umgestellt hatte, zwar keine Veränderungen an weichem Gewebe wie etwa den Sehnen aufwies, sie aber signifikant häufiger an Belastungsverletzungen in Form von Knochenödemen litt als die Kontrollgruppe, die weiterhin in herkömmlichen Schuhen gelaufen war. Mehr als die Hälfte dieser Gruppe zeigte Veränderungen an den Knochen in den Schweregraden von eins bis vier, wobei erste Stufe auch als ganz normale und gesunde Anpassungsleistung des Knochens betrachtet wird. Stufe vier bezeichnet eine Stressfraktur, die zwei der Teilnehmer erlitten. Die meisten zeigten Ödeme der Stufe zwei, die ein Anzeichen für eine beginnende Verletzung des Knochens darstellen, wenn auch subjektiv nicht immer Beschwerden dabei verspürt werden. Die Tagebücher der Läufer ergaben außerdem den größten Laufumfang bereits in den ersten fünf Wochen, danach nahm er, vermutlich wegen zunehmend verspürter Schmerzen, wieder ab.

Warum einige der Läufer beschwerdefrei blieben und andere nicht, wäre hier die spannende und noch zu klärende Frage. Andere Variablen wie grundsätzliche Fitness, Übergewicht etc. werden hier mit Sicherheit noch eine Rolle spielen. Grundsätzlich verdeutlicht sich an dieser Studie insbesondere der Fakt, dass es die Knochen sind, die am längsten dafür benötigen, sich an veränderte Belastungen anzupassen. Kleinere Traumatisierungen sind normal und helfen bei der Stärkung, brauchen aber zwischendurch die Zeit, auszuheilen. Eine zehnwöchige Umstellungsphase scheint dabei um einiges zu kurz zu sein.

Allerdings gibt es auch Studien, bei denen sich keine Überbelastungsverletzungen zeigten. So etwa eine Untersuchung der Universität der Bundeswehr München. Hier traten bei einem zwölfwöchigen Trainingsprogramm in Barfußschuhen keinerlei mit Überbelastung korrelierte Verletzungen auf. Stattdessen zeigte sich eine um 30 Prozent bessere Kräftigung der Fußmuskulatur.

Dass Barfußlaufen beziehungsweise das Training in Minimalschuhen die Muskulatur kräftigt, erscheint dem gesunden Menschenverstand zwar logisch, war aber lange nicht eindeutig belegt. Doch auch eine Studie von Gert-Peter Brüggemann, Jan-Peter Goldmann und Wolfgang Potthast, die 2013 in der Zeitschrift „Footwear Science“ erschien, belegt dies. 47 weibliche Sportstudentinnen nahmen daran teil. Sie wurden in drei Gruppen unterteilt. Zwei davon machten drei Wochen lang hochintensives athletisches Training auf dem Vorfuß, und zwar fünf Mal in der Woche für jeweils dreißig Minuten; die eine in ihren üblichen Schuhen, die andere im Nike Free®. Die dritte Gruppe nahm nicht an den Übungen teil, die unter anderem Laufen, Sprinten, Sprungübungen, Treppen- und Zick-Zack-Lauf beinhalteten und zum Ziel hatten, insbesondere die Abstoßkraft zu verbessern.

Dass dies in drei Wochen bei beiden aktiven Gruppen möglich war, zeigten die Ergebnisse. Die Forscher maßen die Stärke der Zehenbeuger, die für einen kraftvollen Abstoß maßgeblich ist und sie resistenter gegen Verletzungen macht. Bei den Teilnehmerinnen in konventionellen Schuhen hatte sich diese um sieben bis sechzehn Prozent verbessert, bei denen in Minimalschuhen um dreizehn bis zwanzig Prozent. Hier kann man nun die Frage stellen, ob ein komplett barfüßiges Training nicht womöglich noch bessere Ergebnisse nach sich ziehen würde oder ob die Bewegungsabläufe sich vollkommen gleichen.

Dies untersuchte eine australische Studie von Dr. Jason Bonacci und Kollegen am Australian Institute of Sports, die im Januar 2013 im British Journal of Sports Medicine veröffentlicht wurde. Daran teil nahmen 22 gut trainierte Läufer, die es bisher gewöhnt waren, in herkömmlichen Laufschuhen unterwegs zu sein. In diesen wurden sie auch getestet, jedoch ebenso in flachen Wettkampfschuhen (Nike Luna Racer® 2), in Minimalschuhen (Nike Free® 3.0) und barfuß. Das Ziel der Studie war es, herauszufinden, in welcher Weise sich je nach Bedingung die Laufmechanik ändert und ob Minimalschuhe das Barfußlaufen nachnachbilden können.

Auch diese Studie zeigte, dass die Laufmechanik barfuß eine andere ist als beschuht und dass weniger Belastungen an Knie und Knöchel auftraten. Konkret waren es 24 Prozent weniger Gelenkarbeit am Knie und 14 Prozent am Knöchel. Die auf den ersten Blick erstaunlichere Erkenntnis war aber, dass die Unterschiede zwischen dem Laufen in Minimalschuhen und den anderen beiden Schuhtypen marginal (geringe Abweichungen in Schrittfrequenz und -länge) bis nicht vorhanden waren. Eine Simulation des Barfußlaufens gelang damit also nicht. Eine mögliche Rolle dabei kann einerseits spielen, dass alle Läufer gut trainiert waren und somit den beschuhten Laufstil tief verinnerlicht hatten, und andererseits, dass bereits das Gefühl von Schuhen an den Füßen womöglich zu einer unbewussten Beibehaltung des üblichen Fußaufsatzes führen kann.

Für diejenigen, die eine Umstellung auf Barefoot Running in Erwägung ziehen, ist dies ein deutlicher Hinweis darauf, wie wichtig es ist, diese auch tatsächlich barfuß zu vollziehen, weil dann der Vorfußlauf ganz automatisch eintritt. Eingefahrene Verhaltensweisen wird man so leicht nicht los; erst wenn der neue Laufstil sich durch zahlreiche Übungen und Wiederholungen hat einprägen können, sollte man, wenn Barfüßigkeit auf Dauer nicht möglich ist, zu Minimalschuhen greifen. Wichtig bei der Interpretation der Ergebnisse kann aber außerdem auch die Definition des Begriffs *Minimalschuh* sein, wie die folgende Studie zeigen wird.

2012 führten Dr. Martin Daumer und Kollegen von der Technischen Universität München eine Studie zur Erfassung der im Vergleich zu herkömmlich beschuhten Läufern unterschiedlichen Lauftechniken von barfüßigen und minimalbeschuhten Läufern durch.

Die Ziele waren es, den Effekt verschiedener Schuhtypen sowie Lauftechniken auf die Schwerebeschleunigung darzustellen und eine mögliche Verbindung zu Verletzungen zu untersuchen. Die Daten wurden mit einem mobilen Gerät, dem Actibelt®, während eines Wettkampfs erfasst. Hier liegt auch der Unterschied zu dem meisten der Studien, die Ähnliches untersuchten, denn diese fanden praktisch nur unter Laborbedingungen statt. Drei Läufer wurden jedoch auch hier noch zusätzlich auf dem Laufband untersucht, wobei außerdem eine High-Speed-

Kamera zum Einsatz kam.

Während diverser einzelner Selbsttests und bei einem 24-Stunden-Lauf von zwei Einzelläufern (einer barfuß und einer in üblichen Laufschuhen) sowie eines Barfuß-Staffelteams (15 Personen, barfuß und in Minimalschuhen) wurden die Bewegungsdaten mittels des wie ein Gürtel getragenen Actibelts® aufgezeichnet. Hinzu kam ein herkömmlich beschuhtes Staffelteam (12 Personen), bei dem die Aufzeichnungen jedoch wegen auftretender Probleme unvollständig blieben.

Die Analyse der Daten stimmte im Wesentlichen mit den auch unter Laborbedingungen gewonnenen Erkenntnissen überein. Es konnte bei den barfüßigen beziehungsweise minimalbeschuhten Läufern eine generelle Tendenz zu einer höheren Schrittfrequenz und reduzierter Schrittlänge festgestellt werden. Bei dem 24-Stunden-Lauf kontrollierten auch die beschuhten Läufer die Schnelligkeit ihres Laufs per Schrittfrequenz; die Korrelation zur Schrittlänge war weniger offensichtlich.

Auf dem Laufband fanden sich flachere Kurven bei den barfüßigen und minimalbeschuhten Läufern, besonders in der Auf-Ab-Beschleunigung und weniger Belastungsspitzen, ähnlich wie in der Lieberman-Studie.

Während der Rennen traten keine ernsthaften Verletzungen auf; zwei minimalbeschuhte Läufer hatten eine kleine Blessur in Form von einer Blase und einem Schnitt, ein herkömmlich beschuhter Läufer verlor einen Zehennagel.

Es zeigte sich, dass ein mobiles Gerät wie der Actibelt® gut dazu geeignet ist, verschiedene Laufmuster außerhalb von Lauflaboren und deren künstlichen und teils verfälschenden Bedingungen aufzuzeichnen. Erneut wurde offenbar, dass Barefoot Running barfuß und in Minimalschuhen typischerweise von einem anderen Laufstil gegenüber der üblichen Beschuhung gekennzeichnet ist. Dazu gehörten eine höhere Schrittfrequenz, eine reduzierte Schrittlänge sowie eine reduzierte und weichere vertikale Beschleunigung, die allesamt auf eine effektivere Nutzung unseres evolutionären Dämpfungssystems hinweisen. Gut trainierte Barfußläufer können so also auch lange Distanzen ohne Verletzungen bestehen, während andere aber dennoch Überbelastungsverletzungen riskieren, wenn ihnen diese Voraussetzungen fehlen.

In dieser Studie sind sich die Laufmuster der Barfußläufer und derjenigen in Minimalschuhen sehr ähnlich, ganz im Gegensatz zu der vorher behandelten Studie. Hier zeigt sich, dass Minimalschuh nicht gleich Minimalschuh ist. Während die oben genannte Studie mit dem Nike Free® durchgeführt wurde, der immer noch eine leicht dämpfende Sohle sowie eine geringe Sprengung aufweist, verwendeten die Läufer hier entweder die Freeheel Running Pads®, die nur aus einer dünnen Ledersohle um den Vorfuß herum bestehen, oder die Vibram® Five Fingers®, die nur eine etwa fünf Millimeter dicke Sohle ohne Sprengung besitzen. Eine Schlussfolgerung für Läufer, die sich die Technik Barefoot Running aneignen wollen, wäre an dieser Stelle, dies am besten barfuß zu tun oder zumindest Schuhe mit dünner Sohle und ohne Sprengung dafür zu wählen. Alles andere verleitet zu sehr dazu, wieder in alte Gewohnheiten zu verfallen.

Dr. Martin Daumer und Kollegen erhoben 2013 noch weitere Daten mit einem sogenannten Crowdsourcing, was hier konkret die Auslagerung einer Befragung an eine Gruppe von Internetnutzern mittels eines Online-Fragebogens meint. Das Ziel der Umfrage war es einerseits, die Brauchbarkeit dieser Methode an sich zu testen und zweitens auf diese Weise erste Einblicke über das Laufverhalten, Kilometerleistung und Verletzungen in der Vergangenheit zu erhalten.

Teilnahmeberechtigt waren dabei nur solche Läufer, die es noch vor einiger Zeit gewohnt waren, in herkömmlichen Schuhen zu laufen und nun, nach einer gewissen Umstellungszeit, hauptsächlich barfuß oder in Minimalschuhen unterwegs sind. Neben Geschlecht und Alter wurden die Laufgewohnheiten abgefragt, wozu auch eine Anzahl von ernsten, mit dem Laufen verbundenen Verletzungen gehörte (unter anderem Fersensporn, Achillessehnenentzündung, Läuferknie, Schienbeinkantensyndrom), wöchentliches Laufpensum und Dauer der jeweiligen Phase des beschuhten Laufens, der Umstellungszeit und des Barfuß- beziehungsweise Minimalschuhlaufens. Auch die persönliche Meinung der Teilnehmer zu dem Nutzen und den Risiken der Umstellung sowie die Frage nach dem Anlass dafür waren Teil der Befragung.

Insgesamt 219 Läufer beantworteten den Fragebogen, gültig waren letztlich 198 (152 Männer, 46 Frauen) davon. Im Schnitt liefen diese in der Vergangenheit beschuht knapp 28 Kilometer pro Woche, und zwar elf Jahre lang. In der Umstellungsphase, die ein halbes Jahr dauerte, legten sie etwa acht Kilometer weniger wöchentlich zurück. Danach laufen sie seit im Schnitt etwas mehr als zweieinhalb Jahren annähernd 36 Kilometer pro Woche.

Die Befragung ergab, dass die Teilnehmer sich in der Umstellungsphase gut zweieinhalb Mal häufiger Überbelastungsverletzungen zuzogen als davor. Dies wurde bei der persönlichen Meinungsäußerung der Befragten häufig selbstkritisch als *too much too soon* reflektiert. Nach Beendigung der Umstellungszeit jedoch regulierte sich dies und die Teilnehmer sind nun nur noch halb so oft oder seltener verletzt wie zuvor in den herkömmlichen Laufschuhen.

Diesbezüglich kam eine Untersuchung der US Army-Baylor Universität von 2012 sogar zu noch deutlicheren Ergebnissen. Hier wurden 2509 Läufer online befragt, und es stellte sich heraus, dass die herkömmlich beschuhten Läufer 3,41 Mal häufiger von Verletzungen betroffen waren als erfahrene Barefoot Runner.

Zu beachten ist bei der Studie von Daumer die Möglichkeit, dass die Teilnehmer sich womöglich nicht mehr an alle Verletzungen ihrer beschuhten Laufkarriere erinnern konnten, insbesondere dann, wenn diese viele Jahre gedauert hat. Dies könnte die Zahlen verfälscht haben.

Dennoch lässt sich eine grundsätzliche Erhöhung der Verletzungsrate während der Umstellungsphase konstatieren, woraus Daumer und Kollegen schließen, dass Läufern eine spezielle Anleitung während dieser Zeit guttun würde um diese Rate zu verringern, da die Umstellung an sich in Anbetracht des später geringeren Verletzungsrisikos den Ergebnissen nach von deutlichem Nutzen ist. Im Ausblick regen sie weitere Forschungen an, mit denen sich in Zukunft vielleicht ein Richtwert für die richtige Dosierung einer solchen Transition ermitteln lässt.

In Anschluss an die Betrachtung der diversen Studien lässt sich festhalten, dass die Forschung sich in einigen Punkten noch uneins ist beziehungsweise keine einheitlichen Ergebnisse vorliegen. Ganz eindeutig zeigt sich jedoch, das Barefoot Running und der damit einhergehende Vor- oder Vollfußlauf den Halteapparat kräftigen und die Belastung senken, indem die körpereigenen Dämpfungsmechanismen besser genutzt werden können. Dies kann das Verletzungsrisiko verringern. Aber ebenfalls evident ist geworden, dass eine Laufstilumstellung nicht unbedacht und ungeduldig angegangen werden sollte, um alte Probleme nicht durch neue zu ersetzen.

Dem Schluss der Wissenschaftler der Technischen Universität München folgt auch dieses Buch und es möchte daher mit dem praktischen zweiten Teil eine Hilfestellung dazu geben. Zuvor jedoch soll noch ein abschließendes Fazit zu den aus Teil Eins gewonnenen Erkenntnissen erfolgen.

V. Was Barefoot Running bringt

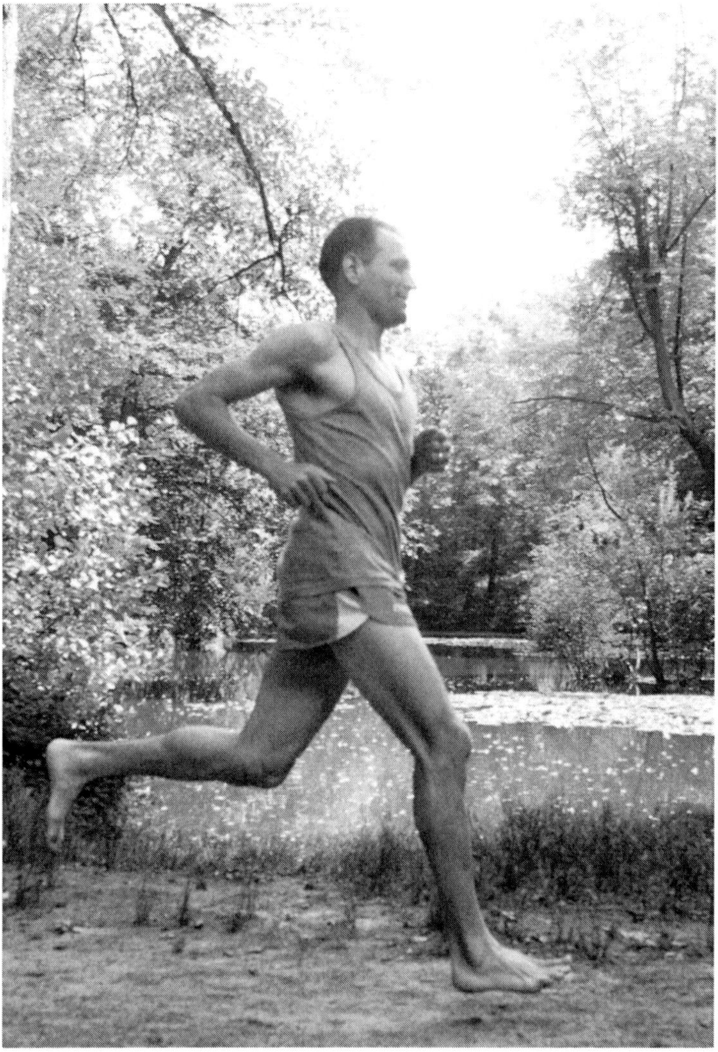

Bild: Johannes Hacker beim Training.

V.1 Ein Fazit

Der erste Teil dieses Buches hat gezeigt, dass die Vorfahren des Menschen ihr Überleben ganz offensichtlich durch eine Evolution zu Ausdauerjägern gesichert haben. Dabei waren sie die allermeiste Zeit barfuß oder nur durch eine dünne Lederschicht geschützt unterwegs. Wäre ihre Anatomie nicht dafür geeignet gewesen beziehungsweise hätte sie sich nicht im Laufe der Jahrtausende in Richtung einer Optimierung der benötigten Eigenschaften weiterentwickelt, wären sie ausgestorben.

Ebenfalls wurde recht deutlich, dass die Entwicklung des modernen Laufschuhs mit dämpfenden, stützenden und führenden Elementen den Freizeit- und Profilangstreckenläufer nicht vor Verletzungen schützen konnte, sondern Stabilschuhe die Fußmuskulatur verkümmern lassen und einen ungünstigen Laufstil fördern.

Die Kombination dieser Erkenntnisse legt den Schluss nahe, dass es nur eine gute Idee sein kann, auf Barefoot Running umzusteigen. Barfuß oder in Minimalschuhen ohne Sprengung wird der Vor- und Vollfußlauf gefördert, die Knochen und Gelenke müssen weniger Belastung aushalten, weil Muskulatur, Bänder und Sehnen ihren vorgesehenen Dämpfungs- und Stabilisierungseigenschaften besser nachkommen können und dabei gleichzeitig gekräftigt werden. Eine durch die zuvor erhöhte Ferse verkürzte Achillessehne oder ein ebensolcher Wadenmuskel werden wieder gestreckt und geschmeidiger. All das kann die Verletzungsanfälligkeit verringern, denn starke Strukturen sind widerstandsfähiger. Daher können regelmäßige Barfußeinheiten und -übungen auch Läufern helfen, die ansonsten bei ihrem gewohnten Schuhwerk bleiben möchten.

Dadurch, dass barfuß Propriozeption wieder einwandfrei funktionieren kann, wird die Sensomotorik trainiert, Gleichgewicht und Koordination bessern sich. Auch das vermindert Verletzungsrisiken. Nicht zuletzt verbindet Barefoot Running uns wieder mehr mit der Natur, schult Konzentration und Achtsamkeit, auch uns selbst und unserem Körper gegenüber.

Studien haben aber ebenfalls gezeigt, dass eine zu schnelle Umstellung des Laufstils auf den Vor- und Vollfußlauf sowie der Verzicht auf dämpfende Schuhe auch Überlastungsverletzungen auslösen können. Allem Anschein nach ist es also wohl vor allem unsere zivilisationsbedingte „Verweichlichung", die uns eine problemlose Rückkehr zu unseren Laufwurzeln erschwert. Somit stellt sich für Skeptiker die Frage, wozu man dies überhaupt in Erwägung ziehen sollte. Letztlich aber sprechen die genannten Vorteile für sich, und wenn der moderne Laufschuh unsere Bewegungen so verändert, dass bestimmte Verletzungen nicht weniger, sondern eher häufiger werden, dann gibt es auch keinen überzeugenden Grund, bei ihm zu bleiben. Vielmehr scheint der wichtigste Punkt zu sein, *wie* man eine Umstellung am besten angeht und für wen sich die Geduld, die dabei zweifelsohne nötig ist, besonders lohnt, weil sie ihm letztlich den meisten Nutzen bringt.

Wer schon jahrelang beschwerdefrei mit herkömmlichen Schuhen läuft, keine akuten Schmerzen hat und auch nichts auf mögliche schleichende Schäden hinweist, der kann nach dem Motto *never change a running system* im Prinzip dabei bleiben. Es sei denn, seine Motivationen wären Dinge wie mehr Effizienz durch den Wegfall des Schuhgewichts oder mehr Erdung und Naturverbundenheit. Ansonsten wären für solche Läufer zumindest Barfußübungen und kurze unbeschuhte Läufe eine gute Wahl, um Variation ins Training zu bringen und durch die Stärkung des Halteapparats weiterhin und sogar noch besser gefeit gegen Verletzungen zu sein.

Für Anfänger, die gerade erst mit dem Laufen beginnen, ist ein Stil im Sinne von Barefoot Running empfehlenswert, um sich gar nicht erst eien ungünstigen Laufstil anzutrainieren sondern gleich die natürliche Technik zu erlernen. Liegen bei der Aufnahme des Trainings keinerlei Beschwerden vor und wird die Sache langsam angegangen, ist ein Auftreten von Überlastungserscheinungen, wie die Studien vermuten lassen, wenig wahrscheinlich.

Hat jemand bereits Achillessehnenverletzungen, Wadenprobleme oder starke Fußfehlstellungen, die zu Schmerzen im Vor- oder Mittelfuß führen, so ist individuell und am besten mithilfe ärztlichen Rats (wie bei jeder Art von Beschwerden) abzuwägen, ob Barefoot Running für ihn sinnvoll ist. Dies gilt auch für Sportler mit Arthrose im Großzehengrundgelenk, bei denen es zu vermehrten Schmerzen kommen kann. Keinesfalls sollte ein solches Training mit akuten Beschwerden angegangen werden. Diejenigen, auf die die genannten Problematiken zutreffen, sollten zumindest auf jeden Fall warten, bis ihre Verletzungen ausgeheilt sind und die Umstellung ganz besonders langsam und umsichtig angehen. Ratsam wäre es, erst einmal einzelne Barfußübungen zu versuchen und zu schauen, wie das funktioniert.

Speziell vom komplett unbeschuhten Laufen abzuraten ist Menschen mit Diabetes oder Gefäßerkrankungen, weil hier oftmals Fühlstörungen vorliegen und die Verletzungsgefahr stark steigt, da die Rückmeldung über die Füße beeinträchtigt ist. Allenfalls auf gut bekannten und sicheren Untergründen sollte diese Personengruppe barfüßig unterwegs sein. Richtiger wäre es in diesen Fällen, Minimalschuhe mit einer durchschlagsicheren Sohle, die aber dennoch so dünn ist, das Propriozeption noch funktioniert, zu verwenden.

Empfehlenswert ist der Umstieg auf Vor- und Vollfußlauf und damit auf natürliches Laufen im Sinne von Barefoot Running speziell für diejenigen, die Knie- oder andere Gelenkprobleme haben beziehungsweise mit Fersensporn oder Schienbeinkantensyndrom kämpfen. Vielen Läufern hat diese Umstellung wieder ein schmerzfreies Laufen und neue Freude an ihrem Sport ermöglicht, wie zahlreiche Erfahrungsberichte belegen. Sie lernten, die Bewegungen und Empfindungen des Körpers bewusster wahrzunehmen und sie nicht zu ignorieren, sondern angemessen zu reagieren. Einigen half es, schneller zu werden oder längere

Strecken zu laufen, anderen brachte es bei, das Laufen als Genuss zu betrachten.

Denjenigen, die bis hierher gelesen haben und eine Umstellung beginnen oder verstärkt Barfußeinheiten in ihr Training einbauen möchten, will der nun folgende praktische Teil dieses Buches behilflich sein. Mit einer langsamen Heranführung an das Barefoot Running soll er es Ihnen ermöglichen, Ihre Pläne möglichst erfolgreich in die Tat umzusetzen.

Teil 2

Die Praxis

Trainingstipps, Übungen, Tests, Erfahrungsberichte

I. Vorbereitung und erste Barfußschritte

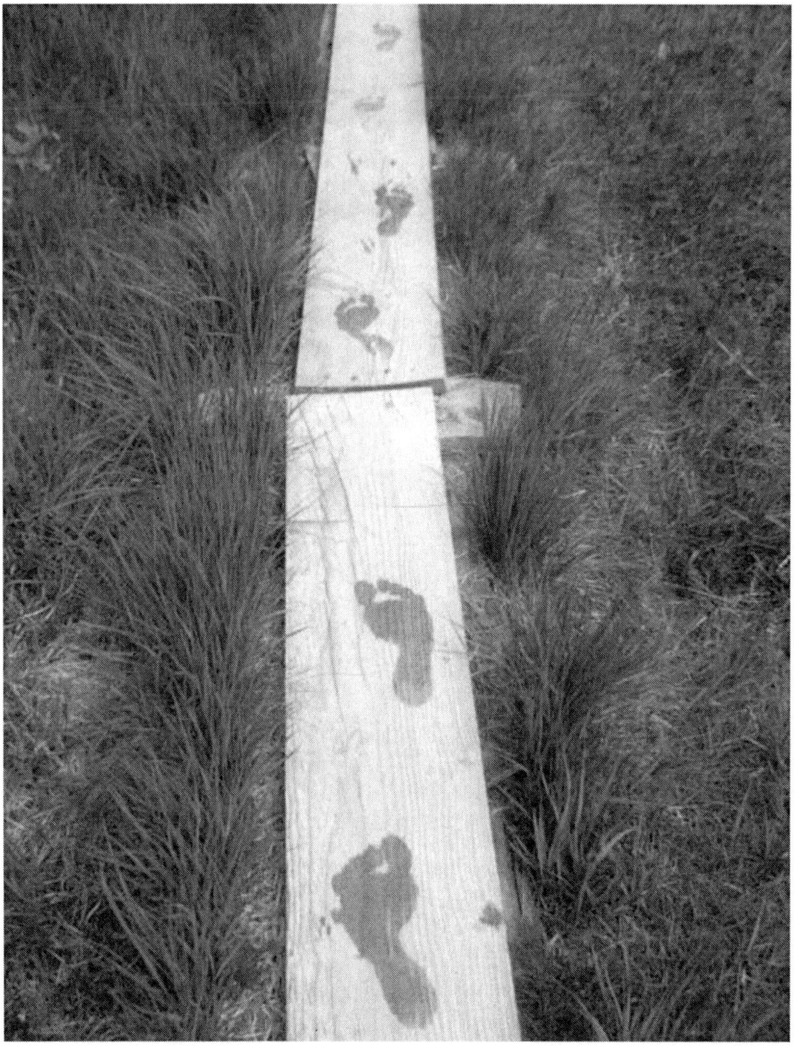

Bild: Verschiedenste Untergründe lassen sich entspannt auf speziellen Barfußpfaden austesten.

I.1 Kontakt zum Boden aufnehmen

Wenn Sie nun für sich entschieden haben, es mit Barefoot Running auszuprobieren und aus medizinischer Sicht auch nichts dagegen spricht, warten viele spannende Erfahrungen auf Sie. Die erste wird es vielleicht sein, zum ersten Mal seit der Kindheit wieder ohne Schuhe draußen umherzulaufen, Strandurlaube und das Schwimmbad einmal ausgenommen. Vielleicht gehören Sie auch zu denjenigen, die selbst im Haus immer etwas an den Füßen haben.

Insbesondere dann empfiehlt es sich, sich langsam wieder an das Gefühl von Barfüßigkeit heranzutasten. Da die Fußsohlen so lange bei ihrer Tätigkeit als Fühler behindert wurden, kann es sein, dass sie zu Beginn übersensibel reagieren. Das ist kein Wunder, denn plötzlich werden die chronisch unterbeschäftigten Rezeptoren mit Reizen förmlich überflutet. So kann anfangs das Gefühl entstehen, zu temperatur- oder schmerzempfindlich zu sein. Deshalb sollte man schon hier nach dem Motto *Weniger ist mehr* vorgehen und langsam beginnen.

Fangen Sie also dort an, wo Sie zu Hause sind. Ziehen Sie Hausschuhe und Socken aus und gehen Sie einfach ein wenig umher und lassen die unterschiedlichen Empfindungen auf sich wirken. Der Boden ist eben, doch wie fühlen sich die verschiedenen Beläge an? Welche Unterschiede gibt es zwischen Holzdielen, Laminat, Parkett, Fliesen, PVC oder Teppich? Lassen sich nicht doch kleine Unebenheiten spüren, etwa an den Stellen, an denen der Bodenbelag zusammengeführt wurde? Wie unterscheiden sich sonnenbeschienene Stellen und Schatten? Schon hier gibt es einiges zu entdecken, und bevor sie von drinnen nach draußen wechseln, sollten Sie zunächst etwa zwei bis vier Wochen lang mindestens drei Mal wöchentlich zehn bis dreißig Minuten in den eigenen vier Wänden auf diese Weise unterwegs sein, zumindest dann, wenn Sie bisher praktisch null Zeit barfuß verbracht haben. Den Füßen zu helfen, sich langsam anzupassen, wird Ihnen später von immensem Nutzen sein, wenn Sie mit Barefoot Running beginnen. Es geht nicht nur darum, sich an das umfangreiche sensorische Feedback zu gewöhnen, sondern auch darum, dass schon beim Barfußgehen viele Muskeln, die bisher kaum aktiv waren, wieder ihre Arbeit antreten müssen, was durchaus in Muskelkater resultieren kann, den selbst Leistungssportler erfahren, wenn sie die Schuhe weglassen. Geben Sie den Muskel- und Gewebestrukturen also von Anfang an die Zeit, die sie brauchen. Auf diese Weise wird auch die Fußsohle nach und nach robuster werden. Die Haut wird bei verstärkter Beanspruchung fester und der natürlich dämpfende Fettkörper baut sich ebenfalls etwas auf.

Wenn Sie noch Laufanfänger sind, haben Sie sowieso alle Zeit der Welt, für ambitionierte Hobbyläufer oder Profis stellt sich an dieser Stelle aber die Frage, wann der beste Zeitpunkt ist, mit Barefoot Running zu beginnen, da das Laufpensum anfangs sehr gering sein wird. Es empfiehlt sich daher der Beginn oder besser noch das Ende der Saison, um Leistungsdruck bestenfalls auszuschließen. Allerdings sollten Sie ruhig langfristig planen, denn die oben und auch noch im Folgenden beschriebene Gewöhnung lässt sich auch nebenbei schon durchführen. Für Anfänger sei noch hinzugefügt, dass dieses Buch kein allgemeiner Ratgeber zum Thema Laufen ist; um wichtige Grundsatzinformationen zu diesem Sport zu erhalten, empfiehlt sich also die Anschaffung entsprechender Literatur beziehungsweise das Einholen weiterer Informationen.

Auch wenn Sie zunächst nur barfuß umhergehen, sollten Sie darauf achten, nicht hinten mit der Ferse, sondern mit dem ganzen Fuß oder dem Vorfuß aufzusetzen; das ist schonender und wird sich womöglich auch von ganz allein einstellen. Sie können auch einen Test machen: Halten Sie sich die Ohren zu und gehen Sie einige Schritte auf hartem Boden. Wenn Sie sich dann „stampfen" hören und die Erschütterung praktisch in den Fingern spüren, treten Sie zu weit hinten auf. Tun Sie es weiter vorn oder mit dem ganzen Fuß, landen Sie wesentlich weicher. Kleine Schritte können dabei helfen. Achten Sie außerdem darauf, nicht zu schlurfen und die Zehen wieder mehr einzusetzen und sie ihrer Aufgabe, der Abstoßung vom Boden, nachkommen zu lassen. Parallel zu dieser ersten Barfußzeit können Sie auch schon mit der im Folgenden beschriebenen Fußgymnastik beginnen.

I.2 Fußgymnastik und Übungen

Fußgymnastik ist eine wunderbare Möglichkeit, die Muskulatur der unteren Extremitäten zu kräftigen und die Bänder wieder beweglicher zu machen, und während Ihrer Eingewöhnung, aber auch danach, sollten Sie einen Teil Ihrer Barfußzeit dafür nutzen. Man kann sogar im Sitzen schon damit anfangen. Heben Sie beispielsweise die Beine leicht an und krümmen sie den gesamten Fuß Richtung Boden, als wollten Sie diesen mit den Zehenspitzen berühren. Machen Sie dann eine gegenläufige Bewegung, bis die Zehen wieder nach oben zeigen. Das gleiche lässt sich auch nur mit den Zehen machen, sie werden einfach im Wechsel gekrümmt und gestreckt. Versuchen Sie auch einmal, die Zehen so weit wie möglich zu spreizen.

Stehen Sie nun auf und heben die Ferse an, bis Sie auf Ihren Ballen stehen. Wippen Sie ein wenig (nach einiger Zeit der Übung auch im Einbeinstand) oder gehen Sie so ein paar Meter und senken den Fuß dann ab. Nun wechseln Sie in den Fersenstand und legen so eine kurze Strecke zurück. Wiederholen Sie das einige Male. Damit ist schon ein guter Anfang gemacht.

Mit den Zehen Gegenstände vom Boden aufzuheben, ist auch eine effektive und vor allem sehr variable und Spaß bringende Übung, die je nach Gegenstand schwerer oder leichter fällt. Man kann sie auch spielerisch in den Alltag einbauen, indem man beim Aufräumen kleinere Gegenstände mit den Füßen aufhebt.

Eine schöne Übung ist auch der *Handtuchfresser*. Dazu legen Sie ein Tuch auf den Boden, stellen sich mit dem vorderen Teil der Füße darauf und versuchen dann durch abwechselndes Strecken und Anziehen der Zehen, das Tuch immer weiter unter die Füße zu ziehen. Bei derlei Übungen wird sich erfahrungsgemäß ein recht rascher Erfolg einstellen.

Wenn Sie schon ein wenig fortgeschritten sind, versuchen Sie auch einmal das Zerreißen einer Zeitungsseite, die sie mit dem großen und dem zweiten Zeh des einen Fußes halten, während Sie auf dem Rücken liegen und die Beine in senkrechter und angewinkelter Position sind. Dann wird mit den Zehen des anderen Fußes ein Stück davon abgerissen. Der Beweglichkeit des ganzen Fußes ist auch zuträglich, zu versuchen, mit den Füßen Buchstaben oder Zahlen in die Luft zu schreiben. Lässt man einen Partner diese erraten, macht es doppelt Spaß.

Eine gute Übung für die Plantarfaszie, die eine der dicksten Faszien des Menschen ist und deren Spannung das Fußgewölbe hält, ist es, einen Tennisball unter der Fußsohle her zu rollen. Dazu nehmen Sie stehend einen Fuß vor und legen den Ball hinter die Zehen unter den Vorfuß, wobei das Gewicht auf dem hinteren Bein liegt. Nun verlagern Sie das Gewicht ein wenig auf das vordere Bein und bewegen dabei langsam den Fuß nach vorn, so dass der Tennisball langsam in Richtig Ferse rollt. Üben Sie stetigen Druck dabei aus und wiederholen sie dies einige Male, bevor Sie zum anderen Fuß übergehen. Die Übung hilft dabei, die Plantarfaszie dehnbar und den Fettkörper sowie die Knochen beweglich zu halten. Außerdem wird die Durchblutung der Fußsohle angeregt.

Stärkend wirkt auch das absichtliche starke Supinieren. Gehen Sie ein Stück nur auf den Außenkanten Ihrer Füße, der Innenrand wird angehoben und die Zehen sind gekrümmt. Besondere Gangarten können auch den Knöchel flexibler machen. Drehen Sie etwa die Fußspitzen zuerst nach innen und gehen Sie dann ein Stück extrem x-beinig und danach nach innen und o-beinig. All dies sind einige Basisübungen, die Sie speziell in den ersten Wochen Ihrer verstärkten Barfüßigkeit durchführen sollten.

In Vorbereitung auf das Barefoot Running ist es dann, wenn Ihre Füße schon ein wenig erstarkt sind, wichtig, auch etwas für die Waden und die Achillessehne zu tun sowie die Umstellung des Laufstils auf Vor- oder Vollfußlauf mit besonderen Übungen schon zu antizipieren. Die Achillessehne ist mit ihrer Fähigkeit, Kraft zu speichern, enorm wichtig für das Laufen. Oft ist sie aber verkürzt und arbeitet dann nicht mehr richtig. Erkennbar ist dies daran, wenn man nicht mehr, so wie früher als Kind, entspannt auf dem Boden hocken kann. Lee Saxby empfiehlt daher das Hocken auf dem Vorfuß als eine der wichtigsten Grundübungen; allerdings ist sie für Läufer mit Knieproblemen eher kontraindiziert.

Stärken lässt sich die Achillessehne aber auch mit Hüpfen und Springen, was ebenfalls die Waden elastisch hält. Springen Sie aus dem Stand mit leicht gebeugtem Knie zu Anfang nur leicht nach oben und landen sie möglichst sanft und federnd auf dem Vorfuß. Später können Sie auch variieren und seitlich hin und her hüpfen oder höher springen und die Knie dabei anziehen. Diese Übung lässt sich auch gut in Form von Seilspringen durchführen, und sie trainiert ebenfalls alle Faszien in Unterschenkeln und Füßen.

Das Springen von einem Bein auf das andere mit angehobenem Knie und leichter Beckenkippung nach vorn lässt sich ebenfalls hinzufügen und nimmt den Bewegungsablauf des Barefoot Running vorweg. Übungen wie dieses Skipping gehören auch zu einem ganz normalen Lauf-ABC, das aber meist beschuht durch- geführt wird. Schauen Sie sich auch einmal andere Übungen daraus an und absolvieren Sie diese barfuß.

Um Sensomotorik, Propriozeption und Koordination zu schulen, gibt es spezielle Trainingsgeräte, die aber nicht unbedingt verwendet werden müssen. Es reicht, sich dazu eine instabile Unterlage zu schaffen, etwa durch Zusammenlegen einer Gymnastikmatte, sich einbeinig darauf zu stellen und das Gleichgewicht auszubalancieren. Erschweren lässt sich dies durch Bewegen des anderen Beins, der Arme oder das Schließen der Augen.

Wenn Sie sich für erste Wanderungen barfuß in die Natur begeben, werden Sie ihre Sensomotorik natürlich ganz automatisch trainieren, weil Sie sich auf unebenem Boden bewegen und Fuß und Körper ständig Ausgleichsbewegungen machen müssen.

I.3 Barfußwandern

Nach drei bis vier Wochen regelmäßigen Barfußgehens in der Wohnung ist der Zeitpunkt gekommen, den Schritt nach draußen zu machen. Zuvor sollten Sie noch prüfen, ob ein wirksamer Tetanusschutz besteht und die Impfung im Zweifel auffrischen lassen. Was die Temperatur angeht, so sollten es zu Beginn wenigstens zehn Grad sein, obwohl gut trainierte Barfüßer oft auch bei Temperaturen um den Gefrierpunkt keine Probleme haben, solange sie in Bewegung bleiben.

Zu Anfang sollten Sie raue oder steinige Untergründe noch außen vor lassen und mit möglichst glatten Oberflächen wie einem Gehweg oder ungeschotterten Waldpfad beginnen, denn auch hier werden die Füße zunächst noch sensibel reagieren. Nach etwa zwei Wochen können Sie auch Gras, Sand sowie steinigere oder geschotterte Wege ausprobieren. Auf diese Weise kann sich die Fußsohle nach und nach anpassen und wird weniger empfindlich. Auch das Koordinationstraining wird hier schon wirksam; ebenso erhalten Sie bei jedem Spaziergang im Prinzip eine kostenlose Fußreflexzonenmassage und Kneipp-Kur.

Für die ersten Spaziergänge eignen sich besonders spezielle Barfußwanderwege und Barfußparks, aber auch Barfußpfade. Hier kann man unbeschwert genießen, denn die Anlagen werden instand gehalten und gepflegt, man muss keine Scherben oder Ähnliches befürchten wie auf unbekanntem Terrain. Außerdem ist dort für sehr viele abwechslungsreiche Untergründe gesorgt, die sich ganz entspannt austesten lassen. Solche Anlagen gibt es in vielen Ländern schon lange, und auch in ganz Deutschland und Österreich werden sie inzwischen immer zahlreicher und erfreuen sich größter Beliebtheit.

Barfußpfade sind meist mehrere hundert Meter lange, künstlich angelegte Wegstrecken, die mit verschiedensten Materialien wie Tannenzapfen, Kieseln, Eicheln, Zweigen, Stroh, Sand etc. präpariert sind, die den Füßen vielfältige Reize bieten. Oftmals sind auch Matschstrecken, Balanciermöglichkeiten und auch Kneippsches Wassertreten integriert. Große Anlagen mit meist mehreren Pfaden und Wandermöglichkeiten dazwischen sind Barfußwanderwege oder -parks, die häufig noch darüber hinausgehende Angebote im Programm haben. Dr. Lorenz Kerscher hat auf seiner Webseite (www.barfusspark.info) eine umfangreiche Liste solcher Pfade und Parks samt Beschreibungen erstellt; ein Blick darauf, ob es in Ihrer Nähe eine solche Anlage gibt, lohnt sich. Natürlich können Sie aber auch schon einmal barfuß gehend das Terrain austesten, in dem Sie später laufen wollen.

Ihre Spaziergänge werden zunächst am besten eher kurz sein und einen Umfang von fünf bis fünfzehn Minuten drei Mal in der Woche haben. Dazwischen liegt immer ein Ruhetag für die Regeneration. Im Laufe von vier Wochen können Sie die Zeit pro Einheit auf dreißig bis vierzig Minuten erweitern, wenn Sie sich gut dabei fühlen. Ein paar leichte Schuhe dabeizuhaben, ist eine gute Idee für den Fall, dass Sie sich einmal unwohl fühlen oder unerwartete Hindernisse auftauchen.

Auch im Gelände sollten sie beim Gehen auf einen Vorfußauftritt achten. Auf diese Weise können die Füße direkter und schneller gewichtsverlagernd auf den Untergrund reagieren, setzen unter dem Schwerpunkt auf, die Dämpfungseigenschaften sind aktiv und die Balance ist gewährleistet. Halten Sie den Bodenkontakt kurz, verzichten Sie auf ein Abdrücken und heben Sie den Fuß unmittelbar nach dem Auf- Aufsetzen wieder ab. So werden Muskulatur und Bänder bei der Anpassung wirksam unterstützt. In dieser Phase wird auch das dämpfende Fettpolster unter den Füßen weiter aufgebaut werden.

Ab der achten Woche können Sie ihre Barfußwanderungen auf sechzig bis neunzig Minuten zwei oder drei Mal pro Woche ausweiten, solange Sie sich dabei wohlfühlen. Sobald Schmerzen auftreten, sollten sie jedoch abbrechen und einen Extratag für die Regeneration einlegen.

Einer besonderen Fußpflege bedarf es nicht, doch wahrscheinlich werden Sie Ihre Füße in Zukunft besser behandeln wollen als zuvor. Zur Reinigung der natürlich nach einer Wanderung oft stark verschmutzten Füße eignen sich herkömmliche Seifen und Duschgels, stärkere Verschmutzungen lassen sich mit einem Schwamm oder einem Bimsstein beseitigen. Das Eincremen der Füße lässt sich kritisch betrachten, weil sie die Haut aufweichen. Sie hin und wieder mit einer Lotion zu behandeln, wird jedoch nicht schaden. Immer gern werden Ihre Füße eine wohltuende Massage sehen, die Sie sich nach einer Wanderung ruhig gönnen sollten. Sie tut den Faszien gut, sorgt aber auch für ganzheitliches Wohlbefinden.

II. Lauftraining barfuß

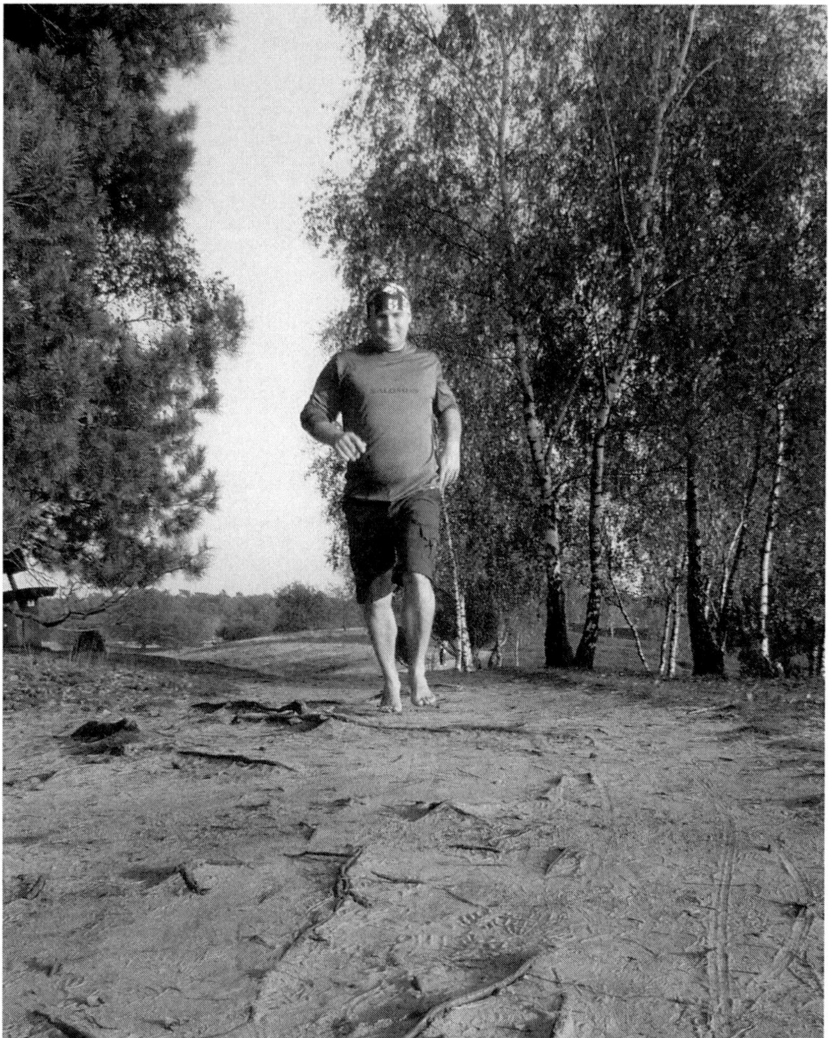

Bild: Jesko Kohlstedt beim Lauftraining.

II.1 Barfuß-Einheiten vor oder nach dem Training

Wenn Sie ein Wettkampfsportler sind, haben Sie vielleicht nicht die Zeit für eine komplette Umstellung auf Barefoot Running, weil Ihre Leistung gehalten werden muss. Dennoch ist es möglich, wenn Sie entweder schon diverse Probleme haben oder sich in Zukunft durch eine Kräftigung der Muskulatur, Bänder und Sehnen weiter gegen Überbelastungsverletzungen feien wollen, Barfuß-Einheiten und -übungen in das Training einzubauen und davon zu profitieren. Eine Erfahrung, die Lauftrainer schon vor mehr als zehn Jahren gemacht haben. Sie können also beispielsweise die zuvor beschriebenen Übungen machen oder auch im Alltag häufiger mal die Schuhe auslassen und unbeschuht kleine Wanderungen machen. Und natürlich lassen sich auch kurze Barfußläufe zu Beginn oder am Ende des Trainings einbauen.

An dieser Stelle ein kleiner Exkurs zum Thema Aufwärmen: Dies generell vor Übungen und einem Lauf zu tun, ist ratsam, von Dehnen sollte man aber eher abraten. Es gibt Studien, die gezeigt haben, dass es entweder keinen präventiven Effekt hat oder aber dass es das Verletzungsrisiko sogar noch steigert. Laufen Sie stattdessen lieber ein wenig locker auf der Stelle und wärmen Sie die Gelenke mit Rotationsbewegungen auf. Lassen Sie die Füße und Arme sanft kreisen, schreiben Sie mit den Beinen einen Kreis oder eine Acht in die Luft. Auf diese Weise wird mehr Gelenkschmiere produziert und verteilt, so dass die Knorpelzellen besser mit Sauerstoff und Nährstoffen versorgt werden. Die Knorpelzellen bilden kleine Kissen, die den Reibungswiderstand gering halten und helfen, Druckbelastungen aufzufangen. Sie können durch die Aufnahme von Gelenkschmiere in etwa zehn Minuten um rund 12 Prozent dicker werden, was die Gelenkflächen belastbarer macht. Auch zum Ende des Trainings empfehlen sich die genannten Übungen.

Wenn Sie nun also nur einzelne Barfuß-Einheiten in Ihre Läufe einbauen möchten, so wäre es wichtig, sich dennoch an die generellen Empfehlungen zu halten. Lernen Sie die Vorfußtechnik zunächst am besten auf einem harten, glatten Untergrund, da Sie so am deutlichsten Rückmeldung darüber erhalten, wenn Sie sich ungünstig bewegen und etwa mit der Ferse aufkommen, und geben Sie Ihren Fußsohlen schon vorher Zeit, sich anzupassen. Danach können Sie im Prinzip überall barfuß ein- oder auslaufen, sei es auf einem Waldweg, einer Tartan-Bahn oder auf der Wiese.

Bei der Wahl der Streckenlänge sind Sie gut beraten, mit wenigen hundert Metern zu beginnen und dies nach einiger Zeit der Gewöhnung auf einen Kilometer auszubauen. Wenn Sie die Technik beherrschen, können Sie sich auch Minimalschuhe zulegen, idealerweise vielleicht zwei Paar: ein ganz minimales für die kurzen Einheiten und eines mit noch ein wenig Dämpfung und Führung, das sich auch für mittlere Strecken im Vor- oder Vollfußlauf verwenden lässt.

Natürlich kann es auch sein, dass Sie zwar gern die komplette Transition durchlaufen möchten, dabei aber Ihr gewohntes Laufpensum nicht herunterschrauben wollen, weil es zu Ihrem Wohlbefinden beiträgt. Theoretisch ist es tatsächlich möglich, beides parallel zu tun, allerdings wird es dadurch etwas komplizierter. Einerseits wird es schwierig sein, zwischen den verschiedenen Lauftechniken sauber hin und her zu wechseln, solange Sie den Vor- oder Vollfußstil nicht verinnerlicht haben, andererseits müssen Sie Ihre Trainingseinheiten genau planen, um sich nicht doch zu überlasten. Grundsätzlich kann eine solche Variation aber sehr positive Auswirkungen haben, wie schon Volker Haußmann im Interview ausführte.

II.2 Umstellung des Laufstils

Sie gehören zu denjenigen, die eine komplette Umstellung beginnen möchten. Spannende Erfahrungen warten auf Sie, doch bevor die entsprechenden Hinweise zu den ersten Wochen und Monaten erfolgen, sei noch einiges Grundsätzliches angemerkt.

Läuft man das erste Mal barfuß, fühlt es sich sehr viel besser und einfacher an als in den schweren Schuhen, die man bisher gewöhnt war. Man fühlt sich leicht und gut, und das führt schnell dazu, es gleich zu übertreiben, denn Schmerzen werden nicht sofort einsetzen. Die Quittung kommt dann erst am nächsten Tag, zum Beispiel in Form von heftigem Muskelkater in den Waden, die in Schuhen nicht so viel Arbeit verrichten mussten oder durften wie jetzt. In diesem Punkt ist die Rückmeldung des Körpers zunächst noch nicht zuverlässig. Behalten Sie das im Hinterkopf und lassen Sie im Zweifel erst einmal Ihren Verstand entscheiden, damit Sie die Grenzen Ihres Körpers nicht überschreiten.

Ein wenig Muskelkater wird zur Umstellung natürlich dazu gehören und ist letztlich auch ein Zeichen dafür, dass die Muskulatur sich anpasst. Als Grundregel sollten Sie sich jedoch merken, mit sehr kurzen Strecken zu beginnen, egal, ob Sie Laufanfänger oder langjähriger Läufer sind, und um mehr als zehn bis fünfzehn Prozent pro Woche sollten Ihre Trainingseinheiten nicht ausgedehnt werden. Legen Sie zwischen jeder Barfuß-Aktivität mindestens einen Tag Pause ein, und dehnen Sie die Pausen aus, sobald Sie länger anhaltende Schmerzen verspüren.

Manche Läufer werden nicht nur dazu verführt, zu Beginn zu weite Strecken zurückzulegen, sondern dies auch zu schnell zu tun. Grundsätzlich werden Sie beim Barefoot Running zunächst langsamer sein als zuvor, da die Fußsohlen noch empfindlicher sind; die Langsamkeit ist aber enorm behilflich dabei, sich eine saubere Technik anzueignen. Dennoch schafft es manch einer, gleich einen Zahn zuzulegen. Ist dies bei Ihnen der Fall, bremsen Sie sich bewusst, denn Sie erhöhen damit Ihr Verletzungsrisiko. Hilfreich kann es sein, zunächst auf die Musik zu verzichten, die häufig beim Laufen gehört wird, denn Untersuchungen haben gezeigt, dass sie zu bis zu zwanzig Prozent mehr Schnelligkeit verführt.

Es kann sein, dass Ihnen alles, was Sie bisher im praktischen Teil gelesen haben und auch das, was noch folgen wird, übervorsichtig vorkommt. Vielleicht ist das sogar so, zumindest für Läufer, die schon gute Voraussetzungen mitbringen. Denken Sie jedoch daran, dass es bisher noch keine Studien gibt, die eindeutig sagen können, welche Trainingsintensitäten die besten sind. Um sich bei einem Sport, der uns doch eigentlich gesünder machen soll, also vor Überbelastungsverletzungen möglichst zu schützen (eine Gewähr gibt es natürlich nie), kann ein wenig Vorsicht daher nicht schaden. Es wird immer besser sein, es langsam angehen zu lassen und ein wenig untertrainiert zu sein, als Übertraining zu betreiben und schließlich verletzt eine lange Zwangspause einlegen zu müssen.

II.2.1 Die ersten Wochen – Klein anfangen

In der ersten Woche des Lauftrainings werden Sie buchstäblich noch nicht allzu weit kommen, denn geübt wird erst einmal das Laufen auf der Stelle. Das können Sie noch im Haus tun, gern aber schon draußen auf einem harten und glatten Untergrund. Nach dem Aufwärmen, wie es schon in II.1 beschrieben wurde, laufen Sie für fünf bis zehn Minuten drei Mal in der Woche so auf der Stelle, dass Sie nicht mit der Ferse aufkommen, was wahrscheinlich automatisch passiert, aber auch so, dass Sie nicht zu weit vorne an oder auf den Zehen auftreten. Versuchen Sie, möglichst sanft auf dem Ballen zu landen. Je leiser Sie sind, desto richtiger machen Sie es.

Sinn der Übung ist es, dass Sie ohne die Bewegung in horizontaler Richtung schon einmal einüben, später beim Laufen im Gelände den Unterschenkel nicht zu weit vorzuschwingen, sondern in einer vertikalen Linie mit dem Schwerpunkt aufzusetzen. Drücken Sie sich außerdem nicht mit den Zehen ab und nehmen Sie die Knie nicht zu hoch.

Wenn Sie sich noch unsicher fühlen, dehnen Sie diese erste Phase einfach um eine Woche aus. Beginnen sie mit nur fünf Minuten und steigern Sie pro Einheit um eine Minute. Die fußgymnastischen Übungen und das barfüßige Spazierengehen sollten Sie zusätzlich weiter beibehalten, wobei Sie diese natürlich auch in die Aufwärmphase mit einbauen können.

Dann folgt Phase zwei, auf die Sie sich sicher schon freuen, denn nun beginnt das eigentliche Lauftraining. Dazu bleiben Sie vorerst auf einem harten und glatten Untergrund wie feinem Asphalt oder einem wenig federnden Waldboden. Zwei bis drei Mal in der Woche laufen Sie nun zehn bis zwanzig Minuten mit dem Ziel, den neuen Laufstil, insbesondere das sanfte Landen, ganz konkret einzuüben. Vielleicht wird es ein wenig schwierig sein, das richtige Maß an Kontrolle zu finden.

Einerseits stellt sich beim Barefoot Running der richtige Stil oft ganz von selbst ein, so dass ein übermäßiges Nachdenken nur zu Verkrampfungen führt, andererseits haben wir schon gesehen, dass alte Gewohnheiten mächtig sind. Versuchen Sie also, möglichst entspannt zu bleiben, aber lenken Sie ab und an die Aufmerksamkeit auch bewusst auf Ihre Bewegungen. In Phase zwei sollten Sie für etwa zwei bis drei Wochen verweilen und dabei die Anzahl der Minuten von zehn an langsam steigern. Nach wie vor machen Sie mindestens einen Tag Pause zwischendurch und nehmen sich bei Beschwerden einen oder zwei Tage extra frei. Das Barfußwandern können Sie beibehalten, allerdings angesichts des Laufpensums in geringerer Intensität.

Erst, wenn Sie ganz problemlos zwanzig Minuten durchlaufen können, sollte die nächste Phase beginnen.

II.2.2 Die nächsten Monate – Langsam steigern

Inzwischen werden Sie die Lauftechnik soweit beherrschen, dass Sie auf andere Untergründe ausweichen können. Laufen Sie auf Feldwegen, Gras, Sand, probieren Sie ruhig einiges aus. Wichtig dabei ist es, dass Sie das Gelände schon kennen, weil es entweder Ihre gewohnte alte Laufstrecke ist oder Sie die Wege schon bei Wanderungen ausgekundschaftet haben. Auf diese Weise wissen Sie, was Sie erwartet, denn stark geschotterte Wege können zu Anfang von Phase drei noch zu viel für Ihre Fußsohlen sein. Bei dem Gras sollte es sich möglichst um einen gepflegten Rasen oder zumindest nicht zu hohes Gras handeln, damit sich die Gefahr minimiert, dass Sie in etwas treten, das Sie vorher nicht sehen konnten.

In den ersten zwei bis drei Wochen dieses Stadiums sollten Sie ein Pensum von zwanzig bis dreißig Minuten drei Mal in der Woche absolvieren. Wechseln Sie die Untergründe dabei ab. Wenn Sie an einem Tag beispielsweise auf Sand oder einem sehr unregelmäßigen Untergrund gelaufen sind und damit Ihre Fußsohlen und die Muskulatur besonders beansprucht haben, wählen Sie für die nächste Einheit nach dem Ruhetag einen härteren und glatteren Untergrund.

Bevor Sie Ihr Pensum erhöhen, laufen Sie gegen Ende dieser zwei oder drei Wochen einmal probeweise dreißig bis vierzig Minuten. Klappt das schon gut, übernehmen Sie das für die nächsten zwei bis drei Wochen. Machen Sie sich dabei zwischendurch immer wieder Ihren Laufstil bewusst. Schaffen Sie es, über diesen Zeitraum den Vorfußauftritt beizubehalten? Wenn nicht, reduzieren Sie das Pensum entweder wieder etwas (ebenso natürlich, wenn Sie Beschwerden verspüren) oder versuchen Sie sich am Vollfußauftritt. Landen Sie weiterhin sanft mit leicht gebeugtem Knie, halten Sie den Bodenkontakt kurz und drücken Sie sich nicht aktiv mit den Zehen ab. Der gesamte Bewegungsablauf sollte rund und flüssig sein. Imaginieren Sie dazu unterstützend beispielsweise die Rotation von Pedalen eines Fahrrads. Achten Sie auf eine kurze Schrittlänge bei hoher Frequenz (Richtwert 180).

Wenn Sie nach weiteren zwei bis vier Wochen nach wie vor beschwerdefrei sind, können Sie die Laufzeit langsam von vierzig bis auf sechzig Minuten erhöhen. Sollten dabei Schmerzen auftreten, die auch nach einem Ruhetag noch nicht abgeklungen sind, legen Sie eine Pause von mehreren Tagen ein.

Was die Untergründe angeht, so sollte die Polsterung unter Ihren Füßen inzwischen so weit aufgebaut und die Sohle strapazierfähig genug sein, dass Sie auch mit noch anspruchsvolleren Untergründen experimentieren können. Während Sie sich zu Beginn sicherlich bei noch unsauberer Technik die eine oder andere Blase einhandeln werden, kann die trainierte Sohle oftmals sogar Dornen widerstehen und nicht mehr so leicht verletzt werden (was kein Grund ist, leichtsinnig zu werden). Probieren Sie aus, wie es Ihnen auf einem steinigen oder geschotterten Weg geht. Gut trainierte Füße werden später mit kaum einem Untergrund mehr Probleme haben.

Am Ende der Umstellungszeit, die bis hierher ab den ersten gehenden Barfußerfahrungen etwa ein halbes Jahr gedauert haben wird, werden Sie mit einer Laufzeit von rund sechzig Minuten zwei bis drei Mal in der Woche ein gesundheitsförderndes Pensum erreicht haben, bei dem Sie im Prinzip bleiben können.

Im Folgenden werden Sie einige Erfahrungsberichte von Läufern lesen können, die auf Barefoot Running umgestellt haben. Viele davon laufen auf diese Weise auch Langstrecken, zum Teil bis über die Marathondistanz hinaus. Dies muss und sollte nicht für jeden das Ziel sein, möglich ist es jedoch augenscheinlich und soll ebenfalls noch beleuchtet werden.

II.2.3 Endlich beschwerdefrei - Erfahrungsbericht von Jesko Kohlstedt

Wo soll ich anfangen? Am besten von vorn.

Ende 2010 bekam ich eine Hiobsbotschaft vom Arzt. Meine Leberwerte seien so schlecht, dass ich, wenn ich so weitermachen würde, in ein paar Jahren mit Leberzirrhose rechnen könne. Das war ein Schock. Ich war gerade erst 29 Jahre alt.

Mein bisheriges Leben war bis dahin geprägt von wilden Partys mit viel Alkohol und einer Menge Drogen. Ein wildes Leben! Jeden Tag trank ich mindestens zehn Flaschen Bier und rauchte wie ein Schlot. Eigentlich musste ich mich über diese Diagnose also gar nicht wundern.

Ich ging in mich und dachte darüber nach, was ich nun tun sollte. Meine damals siebenjährige Tochter wollte ich gerne noch aufwachsen sehen. Also ließ ich von heute auf morgen den Alkohol und die Drogen weg.

Ich beschloss, mit dem Laufen anzufangen und mein Leben zu ändern. Ich kaufte mir Laufschuhe, genauer die *Brooks Adrenalin®*. Ganz klassisch fing ich an mit einer Minute Gehen und einer Minute Laufen, bis ich ohne zu schnaufen eine halbe Stunde durchlaufen konnte. Dies steigerte ich dann von Woche zu Woche, bis ich meinen ersten Halbmarathon, fünf Monate nach meinem Laufbeginn, bestritt. Davon beflügelt hatte ich eine Idee. Ich wollte in zwei Tagen 120 Kilometer durch das Sauerland laufen. Von Warstein nach Iserlohn.

Danach war ich mit Ermüdungsbrüchen und Patellasehnenentzündung für Wochen außer Gefecht gesetzt. Kein wirkliches Wunder nach nur sechs Monaten des Laufens und zu kleinen Schuhen, wie sich herausgestellt hatte. Die Ermüdungsbrüche sollten sich ab diesem Zeitpunkt immer wieder ereignen. Ich kaufte mir zig Laufschuhe, da ich dachte, es würde an den Schuhen liegen. In Wirklichkeit wollte ich einfach zu schnell zu viel. Die Sehnen, Bänder und Knochen waren diesen Belastungen noch nicht gewachsen. Immer wieder erlitt ich Ermüdungsbrüche, bis ich einen Cut machte. So konnte es nicht weitergehen.

Ich machte mich im Internet schlau, was es für Alternativen gab. Dort stieß ich auf die Begriffe *Natural Running* und *Barefoot Running*. Laufen barfuß? Konnte das funktionieren? Mein Interesse war geweckt. Das war Ende 2011. Natürlich fing ich, doch ein bisschen skeptisch, erst einmal mit minimalistischen Schuhen an. Ich kaufte mir billige Wasserschuhe mit dünner Sohle, den *Merrell Trail Glove®* und den *New Balance Minimus Trail®*.

Mit den New Balance Schuhen kam ich nicht so gut zurecht, da ich einen sehr breiten Fuß habe und das Band über dem Mittelfuß sich auf meiner Haut abzeichnete. Mit den Merrells und den Wasserschuhen war ich dagegen am Anfang meiner minimalistischen Laufkarriere am besten bedient. Das Laufen in Schuhen mit null Sprengung war jedoch ungewohnt. Da war nichts mehr mit Laufen über die Ferse.

Doch noch immer übernahm ich mich mit den minimalistischen Schuhen. Das musste aufhören. Und zwar schnell. Laufen war zu dem Zeitpunkt schon viel mehr als einfach nur Sport für mich, denn mit dem Laufen habe ich mich selbst therapiert. Jetzt komplett barfuß, ganz oder gar nicht, sagte ich mir. Ich musste mich endlich von den Laufschuhen befreien, und so startete ich meine ersten Läufe komplett barfuß. Ich lief auf der Straße, andere Strecken konnte ich mir bis dahin beim besten Willen nicht vorstellen.

Die Streckenlängen waren anfangs überschaubar. Ein Kilometer am Anfang sollte genug sein. Dies oder noch weniger würde ich auch allen Anfängern empfehlen. Meine Fußsohlen signalisierten mir das Ende des Trainings sofort und unmissverständlich. Auch wenn ich gewollt hätte, ich hätte nicht weiterlaufen können. Die Blicke und Kommentare der

Leute, die ich auf meinen Läufen traf, waren dagegen unbezahlbar.

Die Füße waren nach einem Lauf am Anfang höchst sensibel und taten ein wenig weh. Dies verbesserte sich aber von Mal zu Mal. Mit der Zeit wurden die Strecken immer länger. Ich besorgte mir natürlich auch Lektüre. Eines der besten amerikanischen Bücher über das barfüßige Laufen ist *Barefoot Running Step by Step* von Ken Bob Saxton, und auch das Buch *Barefoot Running* von Michael Sandler soll hier erwähnt sein. Und natürlich *Born to Run* von Christopher McDougall.

Da ich am liebsten im Wald laufe und dieses besondere Gefühl, allein im Wald unterwegs zu sein, sehr mag, habe ich dies dann auch mal barfüßig ausprobiert. Für mich lange Zeit undenkbar.
Aber es war ein absoluter Hochgenuss! Die wechselnden Untergründe waren für mich eine Erleuchtung. Das raschelnde Laub, die warme Erde, die kühlen Steine, der Matsch, die Pfützen, die weichen Tannennadeln, der lehmige und rutschige Boden, Wurzeln und die verschiedensten Schotter-Körnungen (die anfangs sehr unangenehm waren) unter meinen Fußsohlen zu spüren, war unglaublich schön. Ich war eins mit der Natur, ich war ein Teil von ihr.

Wenn mir jemand vor drei Jahren gesagt hätte, dass ich mal barfuß durch den Wald rennen würde, dann hätte ich ihn für verrückt erklärt. Unvorstellbar, aber nun hatte ich meine Passion gefunden. Natürlich habe ich dabei auch viele interessante Leute getroffen, die auch barfuß laufen, allen voran mein Freund Max Manroth. Von ihm bekam ich viele nützliche Tipps und Tricks, für die ich ihm bis heute sehr dankbar bin. Viele Kontakte vor allem außerhalb Deutschlands konnte ich ebenfalls knüpfen. Die Barfußlaufszene ist hier in Deutschland leider nicht so groß wie zum Beispiel in den USA.

Schließlich startete ich auch regelmäßig bei Veranstaltungen. Von fünf Kilometern bis zu 24-Stunden-Läufen war alles dabei. Bei meinem ersten 24-Stunden-Lauf barfuß musste ich aber nach 53 gelaufenen

Kilometer aufgeben. Die Füße gaben mir unmissverständliche Signale, dass es genug war. Sie werden dann extrem sensibel. Ich hörte auf meinen Körper und tue es immer noch. Die Verletzungen und Beschwerden, von denen ich lange geplagt wurde, bleiben seitdem aus.

Beim 24-Stunden-Lauf in München gewann ich dann ein paar *Freeheel Running Pads*®. Wirklich tolle Teile! Sie schützen den Vorfuß auf bösen Untergründen, auf grobem Schotter zum Beispiel. Der Nachteil ist allerdings, dass sie aus Hirschleder sind. Im eigentlichen Sinne ist das ja gut, aber wenn sie nass werden, rutscht man in ihnen unangenehm hin und her. Ein Naturprodukt eben. Wenn es trocken ist, ziehe ich sie ab und zu mal an. Selten, aber es kommt vor.

Jetzt, fast zwei Jahre nach meinen barfüßigen Anfängen, laufe ich fast nur noch im Wald. Alles barfuß und dies praktisch ausschließlich. Die minimalistischen Schuhe habe ich mittlerweile an den Nagel gehängt. Barfußlaufen macht mich wirklich glücklich und erfüllt mich zutiefst. Ich fühle mich geerdet und bin ein absoluter Genussläufer geworden. Trainingspläne sowie Zeiten sind mir beim Laufen mittlerweile zuwider. Ich laufe kaum noch kurze Läufe, da sie mir einfach zu anstrengend sind. Lieber laufe ich lange und langsam anstatt kurz und schnell. Laufen ohne Schnaufen eben, und alles ohne Trainingsplan. Das Barfußlaufen sehe ich als Entspannung, da möchte ich mich nicht selber noch mit Plänen unter Druck setzen.

Jetzt kann ich 70 Kilometer am Stück beschwerdefrei barfußlaufen. Es wird aber von Monat zu Monat mehr. Die Füße sind wirklich ein Wunderwerk der Natur. Sie brauchen allerdings, so wie der Rest des Körpers, Zeit, sich an die neuen Belastungen zu gewöhnen. Wer es auch ausprobieren möchte, der sollte keinesfalls von 0 auf 100 starten. Lasst euch Zeit und hört auf euren Körper, er wird euch leiten und euch unmissverständlich mitteilen, wann es genug ist. Gerade am Anfang übertreibt man mal, aber spätestens am nächsten Tag wird man den falschen Ehrgeiz spüren.

Habt Spaß an der Bewegung und habt viel Spaß am Barfußlaufen. Und bitte das Lächeln ab und zu nicht vergessen!

www.soulrunhiker.de

II.3 Barfuß auch über Lang- und Ultralangstrecken?

Es gibt einige Experten, die der Meinung sind, Barefoot Running über Distanzen von einem Halbmarathon oder mehr seien nicht machbar, unter anderem, weil wir heute mit unserer Konstitution solche Distanzen nur mit dem Fersenlauf hinter uns bringen könnten.

Doch genauso, wie es lange Zeit hieß, es sei für Menschen unmöglich, die 100 Meter in weniger als zehn Sekunden zu sprinten, und es dann Athleten gab, die es aber einfach taten, so gibt es auch Barfußläufer, die Marathons oder sogar Ultra- und 24-Stunden-Läufe auf nackten Sohlen oder in Minimalschuhen begehen, und das teilweise schon jahrelang und beschwerdefrei.

Es geht also, doch auch, wenn einzelne Individuen wie schon extreme Belastungen gewöhnte Sportler wie etwa Max Manroth es schaffen, diese Leistungen sogar recht schnell zu vollbringen, so kann man grundsätzlich nicht davon ausgehen, so etwas auf gesunde Art und Weise nach einem halben Jahr der Umstellung zu bewerkstelligen. Vielmehr sollte man mindestens ein Jahr Training, am besten zwei, dafür einrechnen. Denken wir daran zurück, dass Muskulatur sich auf geänderte Belastungen recht schnell einstellt, Bänder und Sehnen als wenig durchblutetes Gewebe länger benötigen und die Anpassung insbesondere bei den Knochen sogar Jahre beanspruchen kann. Und Marathondistanzen stellen für den modernen Freizeitläufer natürlich eine enorme Belastung dar.

Sollten Sie es dennoch in Erwägung ziehen, solche Strecken mit Barefoot Running zu bewältigen, können Sie das tun, wenn Sie bereit sind, Ihrem Körper die dafür nötige Zeit zu geben. Insbesondere wichtig sind in dem Fall neben der langsamen Steigerung von Schnelligkeit und Distanz die Erholungstage und zwischendurch auch Ruhewochen, die Sie sich unbedingt gönnen müssen, damit der Körper sich erholt und sich kleine Verletzungen nicht zu großen aufaddieren. Spezielle Trainingspläne und Tipps hierfür können Sie auch der allgemeinen Fachliteratur entnehmen.

II.3.1 Ein nackter Schritt geht noch – Erfahrungsbericht von Max „Barefoot Mecki“ Manroth

Körperlich in ausgezeichneter Form strahle ich am 15. März 2011 um 15:00 Uhr dem neuen Laufjahr entgegen. Ich habe seit November 2010 gut und intensiv trainiert. Mein Terminplan steht jetzt, die Wettkämpfe sind geplant – bald geht es los. Die Fröhlichkeit erlischt um 18:10 Uhr, als ich auf dem Weg ins Erdgeschoss wegrutsche und mit der Achillessehne des linken Beines die Treppenkante rasiere.

Ich wiege gerade leichte 72 Kilogramm, bin also auf einem guten Weg zur Topform. Aber der Kühlschrank, den ich gerade trage, wiegt nochmals fette 73 Kilo. Zu viel, der Schmerz ist höllisch, die Achillessehne leidet, doch sie gibt nicht auf. Aber dick wird sie, sehr dick. Klebt euch eine Walnuss an die Sehne, dann wisst ihr, wie das aussieht. Und dass man mit einer Walnuss an der Sehne in keinen Laufschuh mehr passt, ist klar. Oder?

Es wird das ganze Jahr so bleiben, dass ich in keinem Schuh laufen kann. Aber das weiß ich jetzt noch nicht. Ich weiß nur: Das muss weg, schnell, sofort. Ärztliche Kunst, Physiotherapie, Salbenmix, exzentrisches Krafttraining, Tübinger Bombe – nix hilft.

Laufen kann ich nur ohne Schuhe. Im April 2011 am Seilersee in Iserlohn versuche ich es mit selbstgebastelten Huaraches, es reicht nur für 48 Kilometer, lächerlich, aber ich kann wenigstens im Kreise meiner Freunde sein und laufen. Das hilft der Seele.

Auf Empfehlung eines Lauffreundes aus den USA setze ich mich mit Ken Bob Saxton und Michael Sandler in Verbindung, den Gurus der amerikanischen Barfußläufer. Unabhängig voneinander empfehlen sie mir, mich langsam und konsequent an das Laufen mit nackten Füßen zu gewöhnen.

„Laufe kurz, laufe langsam, laufe mit gebeugten Knien, entspanne die Waden", lautet ihr Rat. Ich habe Zweifel, hey, ich habe ein paar 24-Stunden-Läufe auf dem Zettel, was heißt da „kurz und langsam"? Außerdem bin ich eine sprichwörtliche Prinzessin auf der Erbse, was meine Füße angeht. Schon bei einem Sandkorn in der Socke kriege ich Blasen. Barfußlaufen? Nee.

Ich versuche es noch einmal mit Schuhen und laufe los. Nach zwei Kilometern setze ich mich auf eine Bank und werde kurz ohnmächtig. Danach ist mir klar, entweder schaffe ich es, das Barfußlaufen auf langen Strecken zu lernen oder das Jahr ist im schlimmsten Sinne des Wortes „gelaufen".

Also los, trainieren. Jeder Weg, ob im Haus oder beim Einkauf, wird barfuß zurückgelegt. In den Läden ziehe ich Flip-Flops an, man weiß ja nie. Ich laufe auf Asphalt, auf Sand, auf Kieselsteinen, im Matsch, im Wasser, auf Waldboden, Aschenbahnen, Tartanbahnen, Finnbahnen. Jeden Tag. Oft zweimal am Tag. Zu Hause beim Fernsehen laufe ich auf der Stelle – auf einer Fußmatte aus Draht. Zu Anfang ist es sehr unangenehm unter den Sohlen, besser, es gibt Momente, da tut es sauweh. Doch es liegt nicht am Untergrund, ich bin nur zu blöd, die Tipps von Ken Bob umzusetzen. „Bend your knees!" Dieser Satz verfolgt mich, wird zum Mantra, begleitet mich, erinnert mich, hilft mir.

Meine Laufstrecken werden wieder länger. Wenigstens die Spendenläufe in diesem Jahr will ich laufen können. Mittlerweile könnte ich bei *WETTEN, DASS ...?* antreten, denn ich erkenne allein durch barfüßiges Überlaufen unzählige verschiedene Asphaltbeläge, helle, dunkle, schwarze, glatte, weiche, harte, raue, ganz raue, grobkörnige, gemein grobkörnige und jede Mischform davon …

Meine Fußsohlen fühlen sich an wie Leder, samtig und weich. Nix knorrige Hornhaut. Wenn ich heimkomme, wasche ich mir die Füße, so wie andere eben die Schuhe ausziehen. Wenn es regnet, habe ich weder nasse Socken noch nasse Schuhe, nur schmutzige Füße. Waschen, fertig. Und kalte Füße kenne ich nicht mehr. Vorteil Barfußlaufen! Nachts mit dem großen Onkel gegen den Bettpfosten geknallt, Zehennagel wird schwarz. Nachteil Barfußlaufen! Nagel wird orange lackiert. Will ja keine Kinder erschrecken.

Ich teste immer mal wieder sogenannte „Barfuß-Laufschuhe“ verschiedenster Hersteller und stelle fest, dass ich damit nicht klarkomme. Barfuß in Verbindung mit Schuhen, das ist für mich ein Widerspruch.

Also laufe ich weiter mit dem, was die Natur mir mitgegeben hat, damit ich aufrecht laufen kann: mit nackten Füßen. Auf harten, von Menschen geschaffenen Wegen komme ich prima klar, allein auf groben Naturböden habe ich Schwierigkeiten. Komisch, dabei sind unsere Füße doch für Naturböden gemacht. Lernen, leichter zu laufen, ist jetzt mein Ziel.

Barfuß zu laufen bedeutet übrigens nicht, nur auf dem Vorfuß zu laufen. Lauft mal auf den Fußballen 100 Meter über scharfkantigen, groben Granitsplit. Kann man zwar machen, muss man aber nicht.

Schaut man sich High-Speed-Videos von herausragenden Barfußläufern an, so ist allen gemeinsam, dass sie den Boden mit der ganzen Sohle in der Reihenfolge Fußballen, Zehen, Ferse berühren. Ich begreife: Je größer die Fläche des Fußes ist, auf die sich mein Gewicht verteilt, desto geringer ist das Gewicht pro Quadratzentimeter Sohle. Durch das Beugen der Knie nutze ich die natürlichen Federkräfte meines Körpers optimal aus: Einfedern des Fußes, des Knies und des Hüftgelenkes, anschließendes Ausfedern für den nächsten Schritt. Das kann man üben. Mache ich auch.

Am 17./18. Juni 2011 findet in Bad Lippspringe ein 24-Stunden-

Spendenlauf statt. Dort laufe ich sowohl barfuß als auch mit meinen Huaraches. Es soll meine Vorbereitung auf den 24er in Dortmund sein, der 14 Tage später stattfindet. Entspannte 80.600 Meter weiter weiß ich, dass ich gut vorbereitet bin. Füße, Knie, Sehnen haben gehalten. Zufrieden fahre ich heim.

Mein Freund und Mental-Coach Michele Ufer bereitet mich auf Dortmund vor. 24 Stunden auf einer 400m-Tartanbahn bin ich noch nie gelaufen. Schon gar nicht barfuß. Michele kündigt an, ich würde etwa 20 Stunden lang laufen und 100 Kilometer schaffen. Die Medien wittern eine Sensation. Ich wittere Unheil.

Am 01. Juli 2011 um 15:00 Uhr geht es los im Stadion Rote Erde. Viele Schulklassen laufen dort, die Bahn ist voll, ich habe Sorge, dass mir einer der liebenswerten Zwerge auf den Fuß tritt, denn die Kids flitzen hin und her. Die Sonne scheint und die Bahn wird heiß. Das merke nur ich, die anderen laufen ja mit Schuhen. Wolkenbruchartige Regenfälle bringen Erfrischung. Und etwas, womit ich nicht gerechnet habe. Obwohl es ab 19:00 Uhr nicht mehr regnet, bleibt der Boden klatschnass.

Angst steigt auf, Nässe bedeutet aufquellende Füße und dann Blasen. Ich drehe Runde um Runde, die Angst bleibt. Immer wieder lasse ich durch mein Team die Fußsohlen kontrollieren. Alles okay, also weiter. Viele bekannte Ultras besuchen mich an beiden Tagen und laufen einige Runden mit mir. Das tut unglaublich gut und hilft über die Strecke.

Nachts begleitet mich mein Freund Michele, laufend fröhliche Geschichten erzählend. Er ist ein absoluter Ausnahmeathlet. Erst vor zwei Monaten hat er ein Rennen über 250 km durch die Atacama-Wüste in Chile als Siebter gefinished. Jetzt hilft er mir durch die dunklen Stunden und erklärt meinen Füßen, wie gut es ihnen geht. Mit einer Aktiv-Wach-Hypnose schafft er es, dass ich in Gedanken stundenlang von Sonnenstrahlen gewärmt langsam über angenehm weiche Wiesen trabe (es ist in Wahrheit saukalt und die Bahn klatschnass und hart). Aber langsam, ja, langsam stimmt. Egal.

Nach 80 Kilometern beginnt die Quälerei, ich bin fröhlich, aber die Füße wollen nicht mehr. Jeder Schritt schmerzt, jeder Schritt ist eine unglaubliche Qual. Die Vorbereitungszeit für einen barfüßigen 100er soll etwa zwei Jahre sein. Ich habe nur drei Monate für das Trainieren der Füße gehabt. Das ist zu wenig, das spüre ich nun. Ich laufe für ein Kinderlächeln, jede Runde bringt 50 Cent für den Verein Kinderglück e.V., ich kann nicht, ich darf nicht aufhören zu laufen. „Ein nackter Schritt geht noch", sage ich mir. Immer wieder. Es geht, es läuft. Um 15:00 Uhr habe ich es geschafft. Bin 100 Kilometer barfuß auf einer Tartanbahn gelaufen, 250 Runden. Meine Füße habe es gut überstanden. Es war schwierig, so langsam zu laufen. Aber so langsam zu laufen war für mich der einzige Weg, diese Strecke für den guten Zweck barfuß zu schaffen. Nächstes Mal wird es besser laufen. Bestimmt.

Meine Freunde haben mich „Barefoot Mecki" getauft. Erst fand ich es albern, doch viele Rückmeldungen zeigen mir, dass ich mir diesen Namen anscheinend regelrecht erlaufen habe.

Ich bin nicht freiwillig zum Barfußläufer geworden. Doch heute bin ich stolz, einer zu sein.

II.4 Stock und Stein, Hitze und Kälte – Vom Umgang mit Untergründen und Jahreszeiten

Wenn Ihre Füße anfangs noch sehr empfindlich sein mögen, so werden Sie doch merken, wie mit zunehmender Polsterung der Fußsohle auch sehr unregelmäßige, zum Beispiel steinige Untergründe immer besser gut zu bewältigen sind. Das hat auch mit der Zunahme an Muskulatur zu tun, die wirksamere Ausgleichsbewegungen ermöglicht. Doch die Menschen sind unterschiedlich, und so kann es sein, dass für einige das Laufen auf geschotterten Wegen dauerhaft eher unangenehm sein wird und auch ein Schnellerwerden verhindert. Es gibt keinen Grund, dies aushalten zu müssen; meiden Sie solche Untergründe dann einfach, indem Sie Ihre Laufstrecken gut aussuchen oder nehmen Sie ruhig ein Paar Schuhe mit, die Sie bei Bedarf anziehen können. In Deutschland sind leider viele Waldwege stark geschottert, so dass es hier auch eine Überlegung sein kann, nach der ersten Zeit der Umstellung auf Minimalschuhe auszuweichen.

Bei Läufen mitten durchs Gelände steigt die Gefahr, sich einen Dorn einzutreten oder Schnitte an den Füßen zuzuziehen. Ebenfalls können Sie an giftigen Pflanzen wie der Brennnessel vorbeikommen, die aber nicht nur barfuß, sondern auch in kurzen Hosen ein zwar nicht gefährliches, aber unangenehmes Problem werden kann. Man kann dies als Teil dessen, ein Stück weit mehr in Kontakt mit der Natur zu sein sehen und es schlicht akzeptieren, zumal es sich in der Regel nur um kleinere, kaum störende Verletzungen handeln wird, vor allem, wenn die Fußsohle sich schon verdickt hat. Umsicht und die Kenntnis des Terrains helfen aber auch hier, die Probleme grundsätzlich klein zu halten. Es lohnt sich ebenfalls, immer eine Pinzette und ein Pflaster dabeizuhaben, um etwas Eingetretenes sofort zu entfernen und die Wunde zu versorgen.

Je nach Jahreszeit und Untergrund kann es sein, dass der Boden außerdem entweder sehr kalt oder sehr heiß ist. Barfußlaufen ist ab einer Außentemperatur von zehn Grad für die meisten gut machbar, auch wenn es sich zunächst kalt anfühlen mag. Nach wenigen Minuten, wenn die Füße besser durchblutet sind, wird das sowieso nachlassen. Es gibt Läufer, die benötigen auch im Winter kein Schuhwerk; bei Minusgraden oder wenn Schnee liegt, sollte man jedoch keineswegs leichtsinnig werden, auch wenn bei einer trockenen Kälte durchaus auch kurze Läufe im Schnee möglich sind.

Da die Füße aber bei Unterkühlung taub werden, spürt man nicht direkt, wenn man zu weit gegangen ist, und außerdem steigt auch die Verletzungsgefahr, wenn der Untergrund nicht richtig gespürt wird. Werden die Füße später wieder warm, kann es zu sehr unangenehmem und stundenlang andauerndem Kribbeln kommen. Schlimmstenfalls zeigen sich Frostbeulen, die mehrere Wochen zur Regeneration benötigen, oder dauerhafte Schädigungen des Gewebes. Sie können austesten, bis zu welcher Temperatur Sie noch gut zurechtkommen, entwickeln Sie aber keinen falschen Ehrgeiz dabei. Beginnen Sie immer mit warmen Füßen und achten Sie darauf, stets in Bewegung zu bleiben. Horchen Sie in Ihren Körper hinein um mitzubekommen, wann die Füße zu gefühllos werden. Grundsätzlich ist das Tragen von Minimalschuhen im Winter eine gute Möglichkeit, sich vor Frost zu schützen und dennoch weiterhin im Stil des Barefoot Running zu laufen. Generell sind Sie auch gut beraten, vor allem den Oberkörper gut warmzuhalten.

Im Winter wird es außerdem spät hell und früh dunkel. Versuchen Sie, wenn möglich, im Hellen zu laufen oder meiden Sie im Dunklen stark frequentierte Orte in der Stadt, an denen sich an täglich anderen Stellen Unangenehmes wie Scherben findet, das Sie dann nicht sehen können. Es ist fraglich, ob etwa eine Stirnlampe dort ausreichend Abhilfe schaffen kann. Wenn es sich nicht vermeiden lässt, bei Dunkelheit zu laufen, so sollte dies auf möglichst sicheren Strecken geschehen.

Im Sommer ist es so, dass sich vor allem Sand und Straßen- und Gehwegbeläge wie Asphalt und Pflaster stark aufheizen können. Insbesondere Gullideckel sind zu meiden, denn sie werden kochendheiß. Es kann zu Verbrennungen verschiedenen Grades kommen, also ist auch hier Umsicht geboten. Mit der Zeit werden Ihre Sohlen auch diesbezüglich strapazierfähiger werden; probieren Sie aus, bis wohin es gut geht und meiden Sie an sehr heißen Tagen die entsprechenden Untergründe.

Regen kann im Sommer sehr erfrischend wirken, er führt aber auch dazu, dass es, in vielen Schuhen, aber auch barfuß, rutschig wird. Besonders im Herbst, wenn faulende Blätter auf dem Boden liegen, kann es sehr rutschig werden und Umsicht ist geboten.

Es zeigt sich, dass man barfuß die natürlichen Veränderungen der Umgebung im Laufe der Jahreszeiten besonders intensiv mitbekommt. Das erfordert gewisse Anpassungen, fördert aber auch die Verbindung zur Natur und deren Achtung.

II.4.1 Lohnt sich die Mühe? – Erfahrungsbericht von Johannes Hacker

Ich bin 37, laufe regelmäßig seit vier Jahren und würde mich als ambitionierten Hobbyläufer mit Faible für Langstrecken bezeichnen. Neugier hat mich 2010 zum Barfußlaufen gebracht. Ich hatte in einem Zeitungsartikel über eine Studie gelesen, bei der „normale" Läufer mit geübten Barfußläufern verglichen wurden. Ich dachte: „Moment mal, da gibt es Leute, die gehen joggen, so wie ich, aber ohne Schuhe?" Dann dämmerte es mir, dass Menschen ja immer schon überall auf der Welt ohne Schuhe herumgerannt sind und es auch heute noch tun (bloß nicht bei uns). Und ich beschloss: Wenn andere das können, dann kann ich das auch.

Heute kann ich sagen, dass das tatsächlich stimmt, ich kann das auch. Allerdings war meine Selbstüberschätzung mir zu Beginn noch ein paar Schritte voraus, denn ganz so einfach ist es natürlich nicht. Man kann nicht einfach nur die Schuhe ausziehen und dann genauso weitermachen wie mit Schuhen. Bis zur ersten Blase waren es bloß zehn Minuten, weil meine Füße keine Ahnung hatten, wie sie überflüssige Reibung gegen den Untergrund verhindern konnten. Und bis zur Sehnenreizung im Mittelfuß reichten ein paar Wochen Barfußlaufen in einem Umfang, der mir lächerlich gering erschien im Vergleich zu meinem gewohnten Pensum in Schuhen.

Ich nutzte die Zwangspause, um mich besser zu informieren und den Neuanfang schlauer anzugehen. Das ist auch geglückt, der Rest des ersten „Lehrjahrs" lief immer besser, weil ich meinen Füßen mehr Zeit gelassen habe, um stärker zu werden. Und im zweiten „Lehrjahr" bin ich dann schon den Berlinmarathon 2012 barfuß gelaufen, und zwar ohne Blasen und in Bestzeit (3:26:29; davor ebenfalls barfuß einen Halbmarathon in 1:31:16 beim Oberelbe-Marathon 2013)!

Die heiße Phase der anfänglichen Verliebtheit ist jetzt im dritten Jahr allerdings vorbei. Ich will nicht mehr unbedingt barfuß laufen, sondern ich will in erster Linie laufen. Im Moment bereite ich mich auf meinen ersten Hundertmeiler vor. Da heißt es kontinuierlich trainieren und keine unnötigen Trainingsausfälle durch Verletzungen riskieren. Seit ich mir letztes Jahr zweimal in kurzer Folge beim Barfußlaufen im Wald den Fuß aufgerissen habe, bin ich vorsichtiger geworden. So viel toller fühlt sich das nicht an, als dass ich momentan ein, zwei Wochen ganz ohne Laufen dafür opfern würde. Außerdem dauert meine tägliche Runde ohne Schuhe deutlich länger als mit und meine Zeit ist als Vater von drei Kindern unter vier knapp bemessen.

Aus diesen Gründen entscheide ich mich derzeit fast immer für Schuhe, wenn ich zum Laufen rausgehe, wenigstens für ein Mindestmaß an Schuhen. Die sind immer noch so minimalistisch, dass ich vermute, dass nur geübte Barfußläufer damit überhaupt laufen können. Gerade genug, um ein kleines bisschen mehr Sicherheit unter die Füße zu bekommen und möglichst wenig Bewegungsfreiheit und Gespür für den Boden zu verlieren.

Ich kann mir gut vorstellen, dass ich in Zukunft auch wieder mehr barfuß laufen werde, wenn ich andere Prioritäten setze und die Rahmenbedingungen sich ändern. Barfußlaufen mag ich immer noch gerne, nur kostet es eben mehr Mühe und ist mit bestimmten Verletzungsrisiken verbunden, die ich zurzeit scheue.

Nun könnte man denken, ich bin aus Schaden klug geworden und rate daher vom Barfußlaufen ab. Weit gefehlt. Durch das Barfußlaufen habe ich sehr viel gelernt, was mir jetzt auch in Schuhen nützt. Ich laufe heute viel leichtfüßiger und geschickter als ich das in Schuhen wohl jemals gelernt hätte. Oft muss ich mich räuspern, wenn ich von hinten komme und Spaziergänger überholen will, denn sie hören mich nicht kommen und erschrecken sich sonst furchtbar.

Und sehr wahrscheinlich bedeutet weniger „Gestampfe“ auch weniger Stress für die Gelenke und somit Laufspaß das ganze Leben lang. Warum ein Läufer kräftige, agile Füße braucht, liegt ja ohnehin auf der Hand. Ich würde also jedem Läufer raten, sich die Mühe zu machen, das Barfußlaufen zu lernen. Es kostet etwa ein Jahr, konservativ geschätzt, bis man den Lern- und Umstellungsprozess komplett durchlaufen hat. Aber das lohnt sich!

III. Barfuß- und Minimalschuhe – eine gute Alternative?

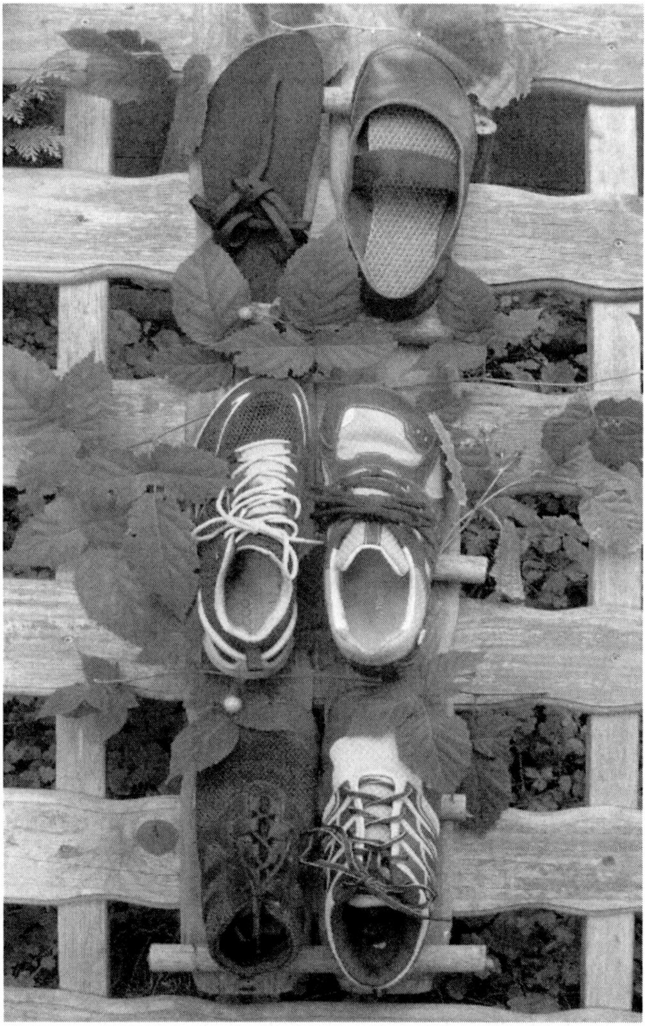

Bild: Barfuß- und Minimalschuhe verschiedener Hersteller

III.1 Gute Gründe für schützendes Schuhwerk

Wie wir schon gesehen haben, gibt es einige gute Gründe für ein minimales Schuhwerk beim Barefoot Running. Einerseits ist es angezeigt bei Menschen mit Diabetes oder Gefäßerkrankungen, die besser nicht mit nackten Füßen in unbekanntem Terrain unterwegs sein sollten. Andererseits ist es aber auch für jeden bei extremer Kälte und Hitze hilfreich, eine künstliche Sohle zwischen sich und dem Untergrund zu haben. Nicht zuletzt ist man auf diese Weise vor Schnittverletzungen sowie dem Eintreten von Dornen und Splittern geschützt. So muss man nicht ganz so stark auf den Untergrund achten und kann auch mehr Schnelligkeit entwickeln.

Die Erkenntnisse dieses Buches haben aber ebenfalls gezeigt, dass man, wenn man die Wahl hat, nicht auf Minimalschuhe setzen sollte, solange man die neue Lauftechnik nicht sauber erlernt hat, da sich alte „Unarten“ sonst zu leicht wieder einstellen. Widerstehen Sie also zunächst, auch wenn Sie sich schon ein schönes Modell ausgesucht haben und es kaum erwarten können.

Zudem wurde bereits in Studien offenbar, dass nicht jeder Minimalschuh das Barfußlaufen wirklich einwandfrei simulieren kann. Vor dem Kauf eines solchen Schuhs sollte man sich also über die Unterschiede zwischen einzelnen Modellen informieren und schauen, welcher Schuh den eigenen Bedürfnissen und Plänen am ehesten entspricht.

III.2 Schuhvorstellung

Immer mehr Schuhhersteller haben inzwischen Laufschuhe entwickelt, die natürliches Laufen unterstützen sollen. Ihr Anteil macht inzwischen ein Drittel des Marktes aus, und es kann auch ein ganz genereller Trend zur „Abrüstung“ beobachtet werden. Ganz neue Marken sind entstanden, und einige Hersteller haben sich komplett auf Minimalschuhe festgelegt.

Im Folgenden werden kurz einige Modelle vorgestellt, wobei der Versuch unternommen wurde, sie nach mehr oder weniger deutlicher Simulation von Barfüßigkeit zu unterteilen.

III.2.1 Ein Hauch von Nichts: Huaraches, Naked Shoes®, Freeheel Running Pads® und Co.

Huaraches sind die Sandalen, in denen die Tarahumara in der Regel laufen oder liefen. Sie bestehen aus nichts als aus einer flachen und relativ dünnen Sohle, die sie sich selbst zum Beispiel aus alten Reifen zurechtschneiden und mittels einer Schnürung an Fuß und Unterschenkel befestigen. „Bastelanleitungen“ dazu gibt es im Internet, wobei heute in der Regel dünne Vibram®-Sohlen dafür verwendet werden. Mit ein wenig Geschick kann man sich solche Sandalen also selbst herstellen.

Diese traditionellen Laufsandalen bilden auch die **Naked Shoes®** nach, deren ungiftige Vibram®-Sohle nach dem individuellen Fußumriss in Handarbeit von einem orthopädischen Schuhmacher angefertigt wird. Das Schuhband wird mitgeliefert, eine Schnüranleitung gibt es als Video im Internet. Sind die Schuhe einmal geschnürt und dem Fuß angepasst, kann man beliebig hinein- und hinausschlüpfen, ohne jedes Mal neu binden zu müssen. Mit 60 Gramm sind sie ultraleicht und beschweren so nicht. Die Sohle ist etwa sechs Millimeter dick und weist ein leichtes Wellenprofil auf, was für eine gewisse Rutschfestigkeit sorgt.

Je nach Modell noch minimalistischer kommen die **Freeheel Running Pads®** daher, denn die sehr dünne Hirschledersohle des Ursprungsmodells, das 2012 den ISPO-Award gewann, verläuft nur um den Vorfuß und wird mit einem elastischen Fersenband befestigt. Die Idee dahinter war es, den Fuß nur an den Stellen zu schützen, an denen es am nötigsten ist, also am Vorfuß, um möglichst viel Barfußgefühl und ein gutes Fußklima zu erhalten. Inzwischen gibt es aber auch Modelle mit Vollsohle und auch eines, das im Vorfußbereich eine luftdurchlässige Trittschutzdämpfung aufweist.

Die oben genannten Modelle sind vor allem deshalb sehr minimal, weil sie sehr „luftig" sind, es also wenig Material um den Fuß herum gibt. Sie sind gut geeignet für Puristen, die am liebsten immer ganz barfüßig unterwegs wären, und auch für solche Läufer, die gern dem Laufgefühl der Tarahumara nachspüren möchten. Je nach Trainingszustand kann man sie auf längeren Strecken tragen, aber auch für einzelne Barfuß-Einheiten in einer Umgebung, die Sohlenschutz erfordert, sind sie gut geeignet.

Was die Sohle angeht, so ist diese bei den Naked Shoes® schon etwas dicker als bei den Schuhen, die im Folgenden vorgestellt werden und die daher bezogen auf diese Eigenschaft als minimaler bezeichnet werden können.

III.2.2 Barfußschuhe: Feelmax Osma 4®, SoleRunner Flash® und Co.

Den Begriff *Barfußschuhe* muss man so verstehen, dass er meint, dass die Vorteile barfüßigen Gehens und Laufens damit so gut wie möglich bei gleichzeitigem elementaren Schutz des Fußes nachgebildet werden sollen. Auch kann er als noch näher an das natürliche unbeschuhte Laufen reichende Abgrenzung zum Begriff *Minimalschuh* betrachtet werden.

Das finnische Unternehmen Feelmax® ist seit 2006 Spezialist für Barfußschuhe; ihre minimalsten Modelle haben eine nur 1,3 Millimeter dünne Außensohle, zu der noch eine etwa einen Millimeter starke Innensohle hinzukommt. Der hier vorgestellte **Osma 4®** ist speziell für sportliche Aktivitäten gedacht und hat daher eine etwas robustere und auch profilierte, trotzdem aber sehr flexible 2,5 Millimeter Außensohle. Er wiegt etwa 200 Gramm, ist atmungsaktiv und dabei wasserundurchlässig. Der Schuh weist keine Sprengung auf und ist breit geschnitten, insbesondere auch am Vorfuß, damit die Zehen nicht eingeengt werden, so dass ein natürlicher Bewegungsablauf möglich ist.

Der **SoleRunner Flash®** von Arktos Consulting ist mit ungefähr 160 Gramm Gewicht und einer leicht angerauten 1,5 Millimeter Außensohle und nicht vorhandener Innensohle noch puristischer. Seiner Funktion als Fühler kann der Fuß in ihm sehr gut nachkommen, es ist kaum ein Unterschied zum barfüßigen Laufen zu spüren, außer dass ein gewisser Temperaturschutz gegeben ist und die Sohle, wie bei allen vorgestellten Modellen, vor Verletzungen schützt. Läuft man mit dem SoleRunner Flash® über feuchten Boden, hinterlässt man tatsächlich danach einen Barfußabdruck. Er ist ebenfalls weit geschnitten und wasserdicht.

Beide Modelle schützen durch die Vollumhüllung des Fußes gut vor kalten Temperaturen und gewährleisten den Vor- oder Vollfußauftritt. Somit sind Sie für schon geübte Barefoot Runner empfehlenswert.

Wer dabei dem Barfußlaufen ganz nah kommen möchte, sollte auf den SoleRunner® zurückgreifen; wer gern eine etwas stärkere Unterstützung des Fußes bei gleichzeitig natürlichem Bewegungsablauf spüren möchte, ist mit dem Osma 4® gut bedient. Gleichzeitig eignen beide Schuhe sich auch gut dafür, die Muskulatur ganz unauffällig im Alltag beim Gehen zu trainieren.

III.2.3 Minimalschuhe: Nimbletoes Wingster Lotuss®, Ecco Biom Evo Racer® und Co.

Unter den Begriff *Minimalschuhe* fallen ganz unterschiedliche Modelle, die einen sind weniger, die anderen doch noch mehr ausgerüstet. Hier kommt es ganz besonders auf die individuellen Bedürfnisse und Wünsche des Läufers an, um ein geeignetes Modell herauszufiltern.

Der wasserabweisende **Nimbletoes Wingster Lotuss®** gehört dabei noch in die Kategorie *weniger*. Der Hersteller Bär® verfolgt dabei in seiner Natural-Running-Linie vor allem seine Tradition weiter, den Zehen genug Platz zum Spreizen zu lassen. Die Außensohle ist eine vier Millimeter starke Vibram®-Sohle, in die Poron® XRD™ Dämmschaum eingearbeitet ist, innen kommen noch einmal zwei Millimeter hinzu. Da der Schuh keine Sprengung aufweist, tritt der Vor- oder Vollfußauftritt relativ automatisch ein, wobei die spezielle Archraiser®-Schnürung im Mittelfußbereich extra Halt gibt. Das Gewicht des Schuhs beträgt 287 Gramm.

Der **Ecco Biom Evo Racer®** gehört ebenfalls in die Natural-Running-Kategorie. Seit 2009 verfolgt Ecco® das Natural-Motion-Konzept. Mit weniger Dämpfung, Stützung und Führung sollen die Schuhe dieser Linie das anatomisch vorgesehene Laufen ermöglichen, dem Fuß dabei aber trotzdem noch Hilfestellung geben. Auf die herkömmlichen Elemente moderner Laufschuhe wird ganz bewusst nicht komplett verzichtet, um den Läufer speziell bei langen Distanzen, wenn Ermüdung eintritt und der Stil unsauber wird, zu unterstützen.

So weist der Evo Racer® bei einem Gewicht von rund 250 Gramm noch eine Sprengung von fünf Millimetern inklusive dämpfenden Schaums auf. Auch eine leichte Mittelfußverstärkung ist vorhanden, die Sohle dabei aber trotzdem noch einigermaßen flexibel. Sohle, Zunge und Rist sind der Asymmetrie des Fußes angepasst, so dass der Schuh annähernd sitzt wie eine zweite Haut und weniger reibt oder drückt.

Beide Modelle sind speziell für solche Barefoot Runner zu empfehlen, die längere Strecken zurücklegen wollen und denen die muskulären Voraussetzungen dafür noch fehlen oder die generell nicht komplett auf eine Unterstützung des Fußes verzichten wollen, auch um wettkampffähig zu bleiben. Insbesondere der Evo Racer® ist dabei eher für Vollfuß- als für Vorfußläufer geeignet und seine Sohle gibt vor allem beim Laufen im Gelände mit wechselnden Steigungen eine gute Trittsicherheit.

III.3 Mit dem Körper arbeiten, nicht gegen ihn – Erfahrungsbericht von Nadine Horn

Sport ist schon immer ein Teil meines Lebens gewesen; meine Perspektive auf die Art und Weise, wie ich ihn betreibe und seine Wichtigkeit haben sich jedoch geändert. Von der regelmäßigen sportlichen Tätigkeit für die Fitness hin zur persönlichen und körperlichen Entwicklungsform mit Abenteuer-Flair.

Mit sechs Jahren steckten meine Eltern mich in einen Schwimmverein. Als meine Mutter mich damit lockte, dass ich zum Kampfsport wechseln dürfe, wenn ich das Seepferdchen machte, gab ich mir ein bisschen Mühe – Spaß machte es mir zu diesem Zeitpunkt nicht. Es folgten zehn Jahre mit Kampfsport und dann kam eine kleine sportliche Pause wegen Prüfungsvorbereitungen in der Oberstufe. Zwischendurch gab es aber doch eine Lücke in meinem Tagesplan und ich beobachtete ein paar Leichtathleten auf dem Sportplatz dabei, wie sie eine Bahn nach der anderen liefen. Irgendwie fand ich die Idee, das zu machen, nicht verlockend, eher langweilig. Doch ich gab mir einen Ruck und probierte es aus – ich trat dem Laufverein bei und entdeckte die Welt des Laufens. Das verschaffte mir eine Gedankenpause vom Lernen und das entspannte Müdigkeitsgefühl nach einem 5-km-Wettkampf war wohltuend. Von Langeweile nicht die Spur.

Nach dem Abi folgte ein Studium in Australien und dann ging es nach London. Laufen blieb währenddessen immer ein Teil meines Lebens, und in Australien entdeckte ich die Outdoor-Abenteuerlust. London ist eine schnelle Stadt, und mit einem Freund zusammen fanden wir unsere Erholung bei einem regelmäßigen Sonntagslauf im Park. Aus fünf Kilometern wurden zehn, es folgte die Anmeldung zum Halbmarathon und 2011 dann der Entschluss zum Marathon in Barcelona. Ich versuchte jedes Mal, das Sportliche mit etwas Spaßigem, Gemütlichem oder Neuem zu verbinden.

Eines Tages, im Büro in London, bemerkte ich, dass ich lieber mehr Zeit mit einer sportlichen Herausforderung verbringen wollte als tagein, tagaus im Stuhl zu sitzen. Die Idee für mein erstes sportliches Abenteuer war geboren – Mission Spain: Einmal mit dem Fahrrad um Spanien herum mit dem Ziel, am Ende fließend Spanisch zu sprechen. Für die Organisation mit Sponsoren an Bord brauchte ich nur 29 Tage, danach folgten zwei Monate im Sattel und nach 4000 Kilometern war ich wieder zu Hause.

Von da an konnte ich nicht mehr still sitzen und suchte nach Abenteuer Nummer zwei. Das Kriterium: ein neues Land und eine andere sportliche Disziplin. Ich wollte schon immer mal einen Triathlon machen und entschied mich direkt für einen Half-Ironman (wenn schon, denn schon). Dann die Frage, wie ich mich gleichzeitig darauf vorbereiten und unterwegs sein konnte. Der Drei-Länder-Triathlon war geboren: 2012 ging es 680 Kilometer mit dem Fahrrad durch die Schweiz, 200 Kilometer schwimmend durch die Donau und 260 Kilometer laufend quer laufend durch Österreich.

Und hier fängt meine Barfuß-Geschichte erst richtig an:
Wenn mir der Po während des Radelns weh tat, dann konnte ich eine Pause machen, wenn beim Schwimmen eine Schulter mehr weh tat als die andere, konnte ich die Anzahl der Atemzüge pro Seite ändern, um den Schmerz auszugleichen, doch beim Laufen, was ich mit normalen gepolsterten Laufschuhen tat, stieß ich auf Probleme, die nicht so leicht in den Griff zu bekommen waren. Von heute auf morgen schwoll mein Knie an, die Achillessehne wurde dick und am nächsten Tag schaffte ich es noch nicht einmal mehr bis auf die Toilette. Es ging kein Schritt mehr, ob ich wollte oder nicht. Was war schief gelaufen? Waren es die Schuhe? Hatte ich irgendein Problem mit oder an den Füßen? Ich wusste es nicht.

Einen Monat später war ich auf der Outdoor-Expo in Deutschland, um ein Gespräch für die *European Outdoor Association* zu führen, und als ich ein bisschen Zeit für mich hatte, stieß ich auf einen Stand mit einem großen Banner, auf dem stand *Running is a skill – Barefoot Running*. Ich blieb stehen und eine neue Welt tat sich mir auf.

Ich hatte nie darüber nachgedacht, dass auch hinter dem Laufen eine Fertigkeit steckte, aber es ergab sehr viel Sinn für mich, erst einmal die Schuhe auszuziehen, mit den mir von der Evolution mitgegebenen Laufwerkzeugen eine Technik zu lernen und mir meines Körpers bewusster zu werden, um mit ihm und nicht gegen ihn zu arbeiten. Am Ende war ich so überzeugt, dass ich mich von Lee Saxby zum Barefoot Coach ausbilden ließ, um mein neues Wissen auch an andere weiterzugeben.

Wie habe ich den richtigen Laufstil erlernt? Nachdem Lee rund 20 Jahre lang ausführliche Studien in den Bereichen Biomechanik und Evolutionsbiologie betrieb, entwickelte er ein Coaching-Konzept, das die Umprogrammierung unserer alten Gewohnheit zurück zum natürlichen Laufen erleichtert – so dass es als Coach möglich ist, den Klienten innerhalb einer Stunde die Fundamente der richtigen Technik beizubringen.

Was danach beginnt, ist die Reise des Körpers: Der Geduldsprozess ist die Anpassung der Fußmuskulatur sowie der Bänder und Sehnen. Hierfür muss man einfach etwas Geduld mitbringen. Ich persönlich mache es so, dass ich zwar auch, aber nicht überwiegend komplett barfuß trainiere. In der Regel bin ich in meinen *Vivo Barefoot Aqualites* unterwegs, die dem Fuß mit einer Sohle von drei Millimetern ohne Sprengung den natürlichen Bewegungsablauf ebenso ermöglichen, ihn aber auch vor Schnittverletzungen schützen.

Wenn man barfuß oder in Schuhen läuft, die barfuß sehr nahe kommen, und nicht in einem Schuh, der dämpft, stützt und führt (was eigentlich die Funktion des Fußes ist – kein Schuh schafft es annähernd, das

Gleiche zu erledigen, ohne irgendwelche Probleme zu erzeugen), hilft einem der Körper dabei, Schwachstellen zu entdecken, die sonst vielleicht unentdeckt bleiben würden. Das erlebte ich bei meinen Vorbereitungen auf das nächste geplante Abenteuer: RunUK – 1000 Meilen in Barfußschuhen durch das United Kingdom.

Monatelang baute ich meine Distanz von ein paar Minuten bis hin zu 75 Meilen in der Woche aus, bis auf einmal mein rechter Fuß anschwoll. Das war das Ende für das Projekt – zumindest für den geplanten Termin. Es stellte sich heraus, dass ein kleiner Fahrradunfall ein paar Monate zuvor und alte Verletzungen verantwortlich waren. Dadurch, dass der Schuh sie nicht mehr überdeckte, kamen sie jetzt zum Vorschein. Zum Glück. Zwar musste mein RunUK erst einmal ausfallen, im Gegenzug konnte ich aber mehr über meinen Körper lernen, alte Verletzungen endgültig beheben und jetzt von Neuem und unbelastet meinen Weg bestreiten.

Bin ich am Ende meiner Reise angekommen? Ich würde eher sagen, dass ich mich erst am Anfang befinde. Ich habe viel über die Schwachstellen meines Körpers gelernt, habe Experten gefunden, um sie zu beheben und habe jetzt außerdem die Möglichkeit, das Wissen an andere weiterzugeben, so dass sie ihre eigene Reise beginnen können.

www.nadinehorn.com

V. Austausch mit Gleichgesinnten

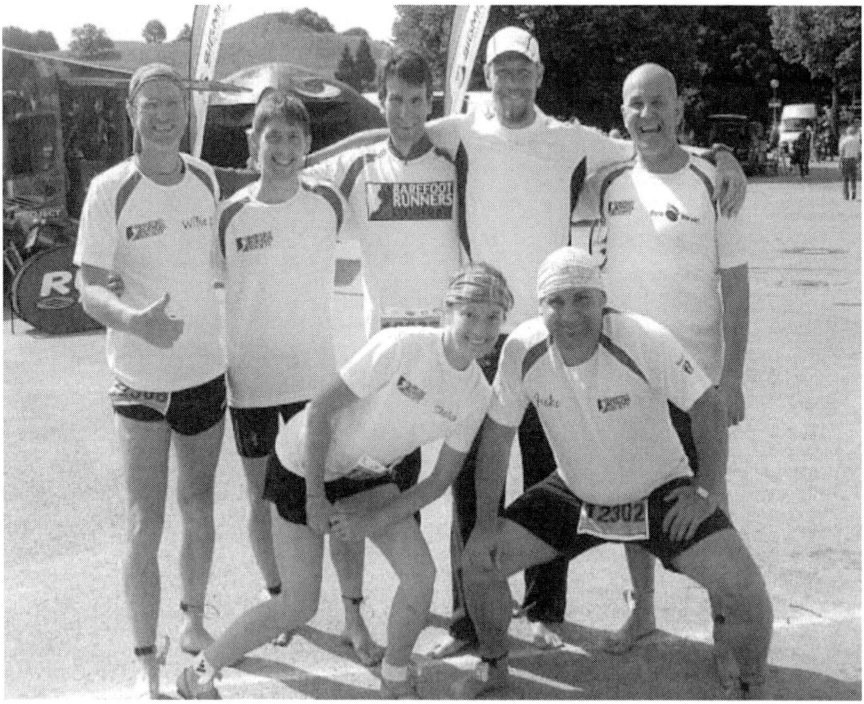

Bild: Das Team der Barefoot Runners Society beim 24-Stunden-Lauf in München.

Die Barefoot Runners Society®

Die Barefoot Runners Society ist ein im November 2009 ursprünglich in Florida gegründeter Laufclub. Inzwischen ist die BRS ein eingetragenes Warenzeichen und in Georgia als LLC (Limited Liability Company; in etwa synonym zur deutschen GmbH) registriert.

Die Gründungsidee entstand aus dem starken Wunsch einiger Barfußläufer heraus, sich mit anderen nicht nur zu vernetzen und über ihre spezielle Passion auszutauschen, sondern auch Treffen zu organisieren, gemeinsam zu laufen und Wettkämpfe zu bestreiten. Auch gegenseitige Unterstützung bei einem Hobby, dem viele skeptisch gegenüberstanden, war ein wichtiges Ziel. Tamara Gerken, auch heute noch Präsidentin des Clubs und dort als *BarefootTJ* bekannt, scharte Cameron Guthrie, Jason Robillard, Victor Palma, Preston Curtis und Haley DiCicco um sich, um diesen Wunsch zu verwirklichen.

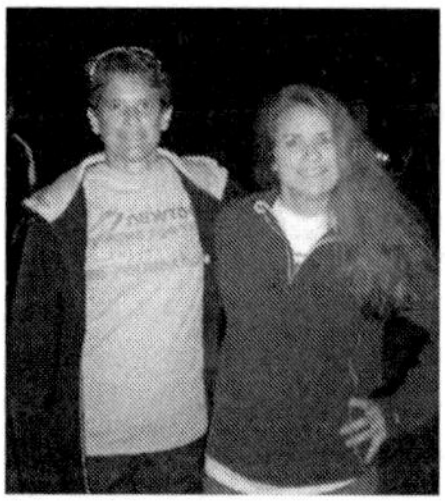

Tamara Gerken (rechts) mit Zola Budd bei einem 25-Kilometer-Darkside.

Neben der Unterstützung der Barfußläufer und der Bereitstellung diverser Ressourcen sollte es außerdem die Mission der BRS sein, Barefoot Running bekannter zu machen und zu fördern, die Öffentlichkeit über die gesundheitlichen Vorteile des Laufens barfuß oder in Minimalschuhen aufzuklären und mit den negativen Vorurteilen und Mythen, die rund um das Barefoot Running kursieren, aufzuräumen.

Heute hat die Webseite der BRS rund 5700 registrierte Mitglieder aus der ganzen Welt, die sich in 88 den verschiedenen Ländern und Staaten zugeordneten Unterforen auf Englisch oder in der jeweiligen Landessprache über alles unterhalten können, was zum Thema Barefoot Running dazugehört. Dazu liefert die Seite unter anderem News, Studienergebnisse, Blogs, einen Terminkalender mit Laufevents, Minimalschuhtests und -verlosungen, Listen mit Barfuß-Coaches sowie Ärzten und Spezialisten, die über besondere Erfahrung in dem Bereich verfügen. Sehr erwähnenswert ist vor allem auch das „Frag den Doc"-Forum, in dem sechs Ärzte die gesundheitlichen Fragen der Mitglieder rund um das Laufen beantworten.

Wie von den Gründern einst angedacht, treffen sich viele Mitglieder regelmäßig, um gemeinsam zu laufen. Einen ganz besonderen Anlass dazu bietet der International Barefoot Running Day, der 2010 von der BRS ins Leben gerufen wurde. Für diesen Tag werden besonders viele Veranstaltungen organisiert, und die Zahl der Teilnehmer wird von Jahr zu Jahr größer.

Die einzelnen Unterforen sind dabei in sich relativ selbständig. Jeder Staat beziehungsweise jedes Land hat einen oder mehrere Präsidenten, die die Verantwortung für die jeweilige Ortsgruppe übernehmen.

Für Deutschland sind das Max Manroth und Johannes Hacker, die unter ihren Nicknamen *Barefoot Mecki* und *joohneschuh* den bislang noch recht überschaubaren 66 Mitgliedern zur Seite stehen. Einige sehr aktive und engagierte Barfußläufer sind dort unterwegs, auch zahlreiche Treffen und gemeinsame Veranstaltungen haben schon stattgefunden. So hat ein Team aus sieben Läufern beispielsweise 2012 den 24-Stunden-Lauf in München bestritten, und auch anlässlich des Barfuß-Run in Neuss traf man sich wieder. Kleinere Treffen, bei denen rein des Genusses wegen ganz entspannt gelaufen wird, gibt es ebenfalls.

Die Mitgliedschaft in der Barefoot Runners Society ist kostenlos, alle

Mitarbeiter sind ehrenamtlich tätig. Um die entstehenden Kosten tragen zu können, nimmt der Club jedoch Spenden entgegen und verkauft T-Shirts.

www.thebarefootrunners.org

Teil 3

Anhang

I. Dank

Zunächst möchte ich mich bei Ihnen, dem Leser, dafür bedanken, dass Sie offen für dieses Buch und die Idee des Barefoot Running waren. Ich hoffe, dass Sie etwas für sich daraus mitnehmen konnten und Lust bekommen haben, es auch einmal auszuprobieren. Ich wünsche Ihnen viel Freude und Erfolg dabei!

Großer Dank gebührt all meinen Interviewpartnern und den Läufern, die ihre persönlichen Berichte beigesteuert haben sowie meiner Verlegerin Christine Trompka und der Cover-Gestalterin Ulrike Niebuhr.

Nicht zuletzt bedanke ich mich bei meinem ebenso geduldigen wie beharrlichen Testleser Marcel.

II. Literatur- und Quellenverzeichnis

Bücher:

Anatomie Taschenatlas. Bd.1: Bewegungsapparat. Georg Thieme Verlag KG. Stuttgart, 10., überarbeitete und ergänzte Auflage 2009.

Heinrich, Bernd: Laufen. Geschichte einer Leidenschaft. List Taschenbuch. Berlin, 4. Auflage 2010.

Kabat-Zinn, Jon: Im Alltag Ruhe finden. Meditationen für ein gelassenes Leben. Knaur TB. München, 1. Auflage 2010.

Kabat-Zinn, Jon: Gesund durch Meditation. Das große Buch der Selbstheilung. S. Fischer Taschenbuch. Frankfurt am Main, 6. Auflage 2009.

Köhler, Barbara und Reber, Heidi: Kinder machen Fußgymnastik. Üben mit Klein- und Schulkindern. Georg Thieme Verlag KG. Stuttgart, 6., unveränderte Auflage 2006.

McDougall, Christopher: Born To Run. Ein vergessenes Volk und das Geheimnis der besten und glücklichsten Läufer der Welt. Karl Blessing Verlag. München, 3. Auflage 2010.

Reinberg, Burkhard: Bigfoot. Unten ohne durchs Leben ... oder warum machen Schuhe blind? RaBaKa Publishing. Neuenkirchen, 1. Auflage 2011.

Robillard, Jason: The Barefoot Running Book. A practical guide to the art and science of barefoot and minimalist shoe running. Barefoot Running Press. Allendale, Second Edition 2011.

Ober, Clinton: Sinatra, Stephen; Zucker, Martin: Earthing. Heilendes Erden. Gesund und voller Energie mit Erdkontakt. VAK Verlags GmbH. Kirchzarten bei Freiburg, 1. Auflage 2011.

Richards, Craig und Hollowell, Thomas: The Complete Idiot's Guide to Barefoot Running. Alpha, 2011.

Soeffker, Eduard und Soeffker, Siegrid: Barfußwandern. Münchner Berge und Alpenvorland. Bergverlag Rother. München, 1. Auflage 2008.

Magazine und Broschüren:

Abromeit, Lars: In der Welt der ersten Menschen. Ein neues Bild von unserem Ursprung. In: GEO 3/2010.

Jung, Martl: Barfuß über die Alpen. In: Der Trotter. Die Zeitschrift für Globetrotter seit 1975. Bd. 36, 2010.

Lieberman, Daniel E. and Bramble, Dennis M.: Endurance Running and the Evolution of Homo. In: Nature 432, 2004.

Lieberman et al: Foot strike patterns and collision forces in habitually barefoot versus shod runners. In: Nature 463, 2010.

Motion. Die neue Bewegungsmedizin. Magazin der Gesellschaft für Haltungs- und Bewegungsforschung e.V. (GHBF). 01/2011.

Prätorius, B.; Milani, T.-L.; Ulfig, M.-A.; Schmitz, K.: Barfuß gegen Koordinationsstörungen. Motorik Jahrgang 29, März 2006

Saxby, Lee: Propriozeption. Barfußlaufen verstehen. Terra Plana International/Vivobarefoot, 2011